名医遗珍系列丛书·江苏专辑

黄一峰医案医话集

苏州市中医院　整理

中国中医药出版社
·北京·

图书在版编目（CIP）数据

黄一峰医案医话集/苏州市中医院整理.—北京：中国中医药出版社，2013.1（2020.4重印）

（名医遗珍系列丛书．江苏专辑）

ISBN 978 – 7 – 5132 – 1235 – 9

I. ①黄… II. ①苏… III. ①医案 – 汇编 – 中国 – 现代 ②医话 – 汇编 – 中国 – 现代 IV. ①R249.7

中国版本图书馆 CIP 数据核字（2012）第 268514 号

中国中医药出版社出版

北京经济技术开发区科创十三街 31 号院二区 8 号楼

邮政编码　100176

传真　010 64405750

三河市同力彩印有限公司印刷

各地新华书店经销

*

开本 880 × 1230　1/32　印张 4.25　字数 91 千字

2013 年 1 月第 1 版　2020 年 4 月第 2 次印刷

书　号 ISBN 978 – 7 – 5132 – 1235 – 9

*

定价 25.00 元

网址　www.cptcm.com

如有印装质量问题请与本社出版部调换（010 64405510）

版权专有　侵权必究

社长热线　010 64405720

购书热线　010 64065415　010 64065413

书店网址　csln.net/qksd/

官方微博　http://e.weibo.com/cptcm

出版者言

　　《名医遗珍系列丛书》旨在搜集、整理我国近现代已故著名中医生前遗留的著述、文稿、讲义、医案、医话，等等。这些文献资料，有的早年曾经出版、发表过，但如今已难觅其踪；有的仅存稿本、抄本，从未正式刊印、出版；有的则是家传私藏，未曾面世、公开过，可以说都非常稀有、珍贵。从内容看，有研习经典医籍的心悟、发微，有学术思想的总结、阐述，有临证经验的记录、提炼，有遣方用药的心得、体会，篇幅都不是很大，但内容丰富多彩，且都带有鲜明的名医个人特色，具有较高的学术和实用价值，足资今人借鉴。

　　寻找、搜集这些珍贵文献资料是一个艰难、漫长而又快乐的过程。每当我们经过种种曲折找到并落实好一种想要的文本时，都如获至宝，兴奋不已，尤其感动于这些文本拥有者的无私帮助和大力支持。他们大都是名医之后或门生弟子，不仅和盘献出这些珍贵文献，并主动提供相关素材、背景资料，而且很多都亲自参与整理、修订，确保了所出文本的高保真和高品质，也激励、鞭策我们不畏艰难，更加努力。

　　江苏自古人杰地灵，中医药历史底蕴深厚，历代名医大家辈出，学术流派纷呈，医书珍籍充栋。我们这次推出的《名医遗珍系列丛书·江苏专辑》，集中收集、整理了肾病宗师邹云翔、肝病大家邹良材、丹阳贺派鼻祖贺季衡、张锡纯入门弟子黄星楼、红顶御医曹沧洲祖孙三代、脾胃病名家张泽生，以及吴中名医黄一峰、奚凤霖等江苏名医大家的著述医验，资料珍贵，内容精彩，从一个侧面展示了江苏中医药的风貌。

我们还将陆续推出类似的专辑。真诚希望同道和读者朋友继续给我们提供线索，提出好的意见和建议（qkk5806@sohu.com），共同把这套书做成无愧于时代的精品、珍品。

《名医遗珍系列丛书》编委会
2012 年 12 月

编写说明

苏州市中医院黄一峰医师是当代苏州名中医之一。行医四十余年，擅长于内、儿科，晚年诊治慢性消化系统疾病较多，积累了较丰富的经验。黄老虽年近八旬，但热心为患者服务的精神数十年如一日，对医学精益求精，对后学者循循善诱，在当地群众中有着一定的影响。

为了做好中医药学的继承整理工作，加快中西医结合的步伐，我们经过近两年的时间，初步整理出了《黄一峰医案医话集》。全书共分两部分，第一部分系按黄老口述，或历年门诊、会诊病例的回忆和记录，予以整理而成，但由于记录不全，病历散失，这里只选择记载较全、有一定参考价值的案例加以汇集，体裁并用医案、医话，或二者结合的形式，共36篇。第二部分系根据黄老胃肠病专科门诊所积累的73个病例资料加以整理，尽可能做到有现代医学检查、诊断和疗效对照。此部分还着重对黄老治疗胃肠病的理论作了初步探讨。

整理本书的过程，是我们继承和学习中医学的过程，也是我们对黄老的经验继承工作进行摸索的过程。限于我们的水平，尚不能将黄老的学术思想和治疗经验全面地反映出来，只能将此作为整理老中医学术经验工作的一个开端，冀望在今后的实践中再加以完善。对书中某些认识片面以至错误之处，望读者予以批评指正。

黄一峰经验整理小组

1978 年 12 月

目　录

温　热　病

　　温热病的治疗经验主要是：风温初起一般从表散新邪，透达在里伏热，使之自表而解，治法常以辛凉解表为主，方药如桑菊饮、银翘散、牛蒡豆豉汤等。湿温邪在卫分，以芳香解表为主，如藿香正气散、香苏饮之类。暑温初期用三物香薷饮；若壮热汗少，以白虎汤加薄荷、藿香；邪热留恋三焦，日久不退者，可用青蒿、赤芍、黄芩、竹叶等，配以清热化湿之剂。温病在发痦阶段，须透发疹痦，宜加紫菀、桔梗、牛蒡、蝉衣以宣泄肺气，引邪外达；尚有表证者加豆豉、藿香。温病热盛于阳明经腑，舌苔糙黄，脉弦数，腹实拒按，大便秘结，宜用下法，如承气汤之类。江南地处卑湿，不若北方高寒燥土之地，如病邪在卫分偏于寒者，不必早用麻桂辛温，否则反助邪热；若湿温初起，舌苔白腻，亦不宜早用桑菊、银翘等辛凉之剂，防止湿邪阻遏，而宜葱豉汤，微温微辛，有表透卫分之邪的作用，化热者则用栀子豉汤。设已化燥劫阴者，则用黑膏汤救阴生津，可予鲜石斛、鲜生地、淡豆豉、天竺黄、丹皮、赤芍、生石膏。也有用生石膏120g，鲜首乌30g，鲜生地30g，鲜芦根30g，竹叶10g，生草3g，万氏牛黄丸之类；并用雪水、枇杷、橘子、生梨汁辅以养胃生津。若神烦不眠，呓语喃喃，口气秽浊，便秘，舌边光绛，脉弦数，胸腹疹痦透而不畅者，是乃热郁湿滞，熏蒸阳明，胃火上炎，化燥灼阴，急拟清营解毒，方药可以犀地清营解毒，玉女煎存阴生津，硝黄通腑荡实，祛邪即所以扶正。处方为犀角（水牛角代）0.6g，生地30g，沙参30g，麦冬10g，生石膏60g，知母10g，天竺黄10g，芦根60g，

1

甘草5g，花粉15g，生大黄9g（可加玄明粉），如无犀角可用鲜生地、鲜沙参、鲜首乌代，另服雪水、水果等。

若已见脓浆白痦，乃属热盛或发汗太过之弊。当用清凉解毒剂，可用犀角地黄汤加银花、花粉。若见白痦色枯不泽、耳聋、脉细，乃气阴耗伤，本元有动摇之象，切忌再予重表及下法，急当救阴益气以扶本防脱，如予太子参、真枫斛、青蒿、白薇、白前等。久热不退，可加白芍、鳖甲。

风　温

案一　赵某　男　18岁

初诊：体温40℃，身热3日，热势颇壮，咳呛气闷，咽红哽痛，乳蛾肿突，舌质红苔黄，脉弦滑数。血象：白细胞计数$15×10^9$/L，中性粒细胞百分比90%。证属风温痰热，蕴蒸肺胃。拟先散风化痰，清泄肺胃之热。

桑叶6g　荆芥6g　牛蒡子10g　桔梗5g　赤芍15g　竹叶10g　板蓝根15g　生石膏30g　瓜蒌仁10g　杏仁9g　山豆根9g　象贝12g　芦根30g　生甘草8g　2剂

二诊：体温37.5℃，热势下降，咽肿已减，但仍觉哽痛，耳后筋胀，口腻，舌苔黄，脉滑数。余蕴未清，拟再清化。

桑叶6g　丹皮9g　射干5g　玄参9g　赤芍15g　银花10g　桔梗5g　象贝10g　竹叶10g　花粉10g　芦根30g　生甘草3g　3剂

【按】本例为风温重证，西医诊断为化脓性扁桃体炎。除常用的轻宣利咽之品外，着重投以石膏、芦根清热，板蓝根、山豆根、射干以清利咽喉。见效迅速。

案二 王某 男 42岁

昨起身热，头痛鼻塞，咳痰不爽，舌苔白，脉弦滑。证属风邪外袭，肺气失宣。拟疏邪解表。

苏叶梗各10g 荆防风各10g 前胡10g 牛蒡子10g 淡豆豉10g 桔梗5g 陈皮6g 杏仁9g 茯苓12g 葱白2个 麦芽12g 2剂

案三 李某 女 28岁

体温39℃，身热3日，热势颇壮，咳呛气闷，舌苔白根黄，脉弦滑。证属风温痰滞，交蒸肺胃，先拟疏邪解表。

前胡10g 牛蒡子10g 淡豆豉10g 土藿香10g 荆芥10g 陈皮6g 赤芍10g 桔梗5g 楂炭10g 茯苓12g 葱白2个 2剂

【按】上两例均为感受时邪，肺经受病。肺为娇脏，清虚而处高位，选方多宜轻清。中医学所谓"上焦如羽，非轻不举"，故用前胡牛蒡汤合葱豉汤加味，使肺气得宣，表邪外达而获愈。

风温夹滞

王某 男 40岁

身热形寒，咳少气闷，舌苔白根黄，脉弦滑，腹痛便泄次多。证属风邪外袭，湿滞中阻。宜疏邪化湿助运。

葛根6g 荆芥6g 土藿香10g 广木香3g 楂炭15g 麦芽15g 焦六曲10g 桔梗5g 茯苓12g 车前子12g 青陈皮各6g 生紫菀5g 3剂

黄一峰医案医话集

风温刺胁

赵某　女　17岁

风温重证今交4日，壮热神烦，咳呛气急，胁痛，脉弦滑数，舌苔黄白腻。证属邪热夹痰，郁蒸肺胃，肺气失降，肺络不和。拟疏风降气，化痰通络。

淡豆豉9g　苏子10g　生紫菀5g　牛蒡子10g　橘皮络各8g　青葱管7寸　桔梗5g　杏仁9g　瓜蒌仁10g　赤芍10g　象贝10g　茯苓12g　焦芩10g　3剂

【按】风温是感受风温病邪所致的外感热病，临床症状不一。风温夹滞为夹滞腹泻，方药参入葛根解肌以升清，楂、曲、麦芽助运和中。风温刺胁致胁痛，方用青葱、橘皮络、象贝、瓜蒌化痰通络。

湿　温

案一　王某　女　7岁

初诊：湿温重证今交十八日，身热早衰暮炽，晨起体温37.5℃，午后热度升至40℃，已3次高热，每至夜半送到医院急诊。血检：肥达试验（－），白细胞计数$5 \times 10^9/L$，外周血涂片未找到疟原虫。脉濡软带数，舌苔黄厚，口黏腻。热甚则头痛，神烦不寐，有时肢冷形凛。证属邪热蕴蒸阳明，湿邪逗留太阴。方用桂枝茅术白虎汤，以疏邪和营，清热化湿。

川桂枝3g　广藿香6g　焦茅术5g　赤芍12g　生石膏30g　焦芩15g　茯苓12g　泽泻10g　车前子12g　陈皮6g　鸡内金

10g　2剂

二诊：转方时述药后热退，惟口腻苔黄，小溲黄少。再拟芳香淡渗清热化湿之方。

桑叶6g　藿香10g　青蒿10g　焦芩10g　陈皮6g　桔梗5g　茯苓10g　泽泻10g　谷麦芽各10g　白芍10g　川通草1.5g　2剂

【按】湿温病多发于夏秋之交及梅雨潮湿季节，苏南一带常能见到。盖湿为阴邪，其性重浊黏滞，与热相合，熏蒸难解，故湿温往往缠绵难愈。本例为湿遏热伏，病虽十八日，形凛未罢，身热早衰暮炽，投桂枝苍术白虎汤。桂枝调和营卫，苍术化太阴之湿，石膏清阳明之热，配以清肠助运之品。两剂热退，继予芳香淡渗清热之剂善后。

案二　李某　男　48岁

初诊：体温38℃。湿温病半月，身热有汗不解，口甜，渴不多饮，胸闷，便溏，小溲赤少，肠鸣腹痛，舌苔黄腻，脉濡缓。证属邪湿相搏。治拟芳香化浊，以通腑积。

炒香薷10g　广藿香10g　川连2g　广木香8g　焦苍术6g　制川朴2g　桔梗6g　砂蔻仁各1.5g　炒麦芽10g　茯苓15g　车前子12g（包）　干菖蒲6g　5剂

二诊：服药5剂，身热得退，口甜，苔黄垢，胃纳不香，脉弦缓，便溏转干，小溲黄少。属余邪湿滞未清，拟再分治三焦。

广藿香10g　省头草10g　制川朴3g　焦苍术10g　生紫菀6g　桔梗6g　砂蔻仁各1.5g　干菖蒲6g　麦芽15g　焦六曲10g　鸡内金10g　茯苓15g　车前子12g（包）　5剂

【按】本例湿温证，邪恋气分，投连朴饮加减。方中用黄连、厚朴清热燥湿为主，辅以豆豉、藿香透邪泄热；菖蒲、砂蔻仁化浊和中；鸡内金、麦芽消食助运；茅术燥湿解郁，以达湿去，热得透泄而愈。

案三　赵某　男　50岁

湿温病旬日，身热有汗不解，口腻，舌苔白根黄厚，脉弦滑，便泄旁流，日有数次，小溲赤少。证属邪热湿滞，郁蒸不化。拟疏邪清热化湿，和中助运。

煨葛根10g　川连3g　淡芩炭15g　煨木香3g　炒麦芽10g　桔梗5g　鸡内金10g　陈皮6g　砂仁3g　茯苓12g　泽泻10g　六一散15g（包）　土藿香10g　槐花炭12g　3剂

【按】本例为湿温协热下利之证。方中以葛根解肌清热为主药，表解则里和；芩连清泄里热、苦坚肠胃以止利，协芳香和中诸药，屡获治验。

寒湿伤阳

龚某　男　45岁

初诊：身热内炽，头痛憎寒，两膝关节及四肢不温，腰背酸痛，舌苔白腻，脉沉缓不扬。诉病前房劳史。证属阳气内伤。治拟温肾通阳，疏邪和中。

苏藿梗各10g　细辛1.5g　桂枝3g　赤芍10g　陈皮6g　楂炭12g　麦芽15g　广木香5g　2剂

二诊：身热转扬，憎寒得已，稍有咳痰，苔白脉缓。邪有外达之势，拟原方参入宣肺之品。

苏藿梗各10g　前胡10g　桔梗5g　制半夏10g　桂枝8g　赤芍5g　陈皮5g　秦艽6g　茯苓12g　3剂

【按】此例已越出温病的范畴，不过很多热性病亦多兼有虚寒症状，如《伤寒论》三阴篇所记载大都如此。"形寒脉缓，舌白不渴……"。一派人体功能衰退，所谓阳虚的现象。本例为外感表证，兼有阳气不足者，因阳（气）虚之体，正气不足，病前房劳伤阴，复感外邪，不能鼓邪外出。故症见头痛、憎寒、膝冷、四肢不温、苔白、脉沉。审知病在少阴，故取细辛通表里，内散少阴寒邪，外解太阳之表。桂枝、赤芍解肌，调和营卫。合而用之，以达助阳温经之功，俾外感之风寒得以表散，而又回护里阳。配以苏藿、前胡、二陈、楂、曲之品，以助解表和中之力。

哮　　喘

李某　女　16岁　东渚公社五星大队

患者因三岁患肺炎后得哮喘，嗣后经常感寒即发，喘咳声嘶，不得平卧，整天气憋喘促，不能参加劳动，甚至连家务亦难胜任。拟先宣肺平喘，清热化痰。

炙麻黄3g　炙紫菀5g　苏子10g　桔梗5g　紫苏10g　桑白皮10g　制半夏10g　炒吴萸1.5g　炙款冬10g　杏仁10g　瓜蒌仁10g　白果十粒（炒香）　焦芩10g　7剂

服上药7剂后，喘咳略减，但病延十余载，非短期汤剂所能奏效，特另拟标本兼顾之丸方以缓图之。

太子参90g　紫苏30g　白前45g　桔梗20g　陈皮45g　坎炁2条　川桂枝30g　制半夏30g　炒吴萸15g　怀山药90g　炙款冬30g　远志肉30g　杏仁霜45g　补骨脂30g　茯苓60g

上药共研细末，用蜂蜜半斤炼后为丸，每日3次，每次 9g。

连服二料，患者已能帮助其母刺绣，每天可工作 6 小时。

【按】此例哮喘为风寒外束，痰热内蕴之证。故以定喘汤加味为治。方中用麻黄宣肺定喘，缘费伯雄之意："治痰先理气，不为疏泄，则胶固不通。此定喘用麻黄之意也"。苏子、杏仁、半夏降逆化痰；桑皮、黄芩、款冬、瓜蒌清热肃肺；白果不仅定喘，且可敛肺，以防麻黄耗散肺气。诸药合用，以奏宣肺平喘、清热化痰之功。继则肺肾两顾，改用丸剂调治，哮喘渐得平定。

饮　病

痰和饮是两种病理产物。一般稠厚者称痰，清稀者为饮，临证时往往合称痰饮。这里所述饮病，有悬饮、支饮之分。治疗常法不外乎急则治标（表散风寒），兼顾其本；缓则治本（健脾益肾），兼顾其标（酌用通调肺气之品）。但及时化饮逐饮，总是本病治疗的关键。

案一　王某　男　45 岁

外感风寒，引动痰饮，肺气不宣，咳嗽胸胁引痛，喘急不能平卧，舌苔薄腻，脉滑实。X 线胸部透视诊断为"渗出性胸膜炎"，乃饮邪积于胸胁之间，证属悬饮。治拟疏风宣肺，攻逐水饮。

叶苏梗 10g　甜葶苈 1.5g　炙紫菀 5g　苏子 10g　桔梗 5g　杏仁 9g　竹茹 10g　陈皮 6g　制半夏 10g　茯苓 12g　吴萸 1.5g　瓜蒌仁 10g　蛤壳 30g　天将壳 10g　广郁金 10g　控涎丹 2g（包）　3 剂

服药 3 剂后喘平，1 月后再发，原方续服又效。

案二　张某　男　60 岁

咳嗽气喘，胸闷声嘶。X 线胸部透视诊断为"支气管炎、肺气肿"。苔白，脉滑。证属风寒外束，痰饮内聚，肺失肃降。仿《金匮要略》痰饮之病，拟以温药和之。

炙麻黄 3g　紫苏 10g　苏子 10g　前胡 10g　牛蒡子 10g　炙紫菀 5g　桔梗 5g　制半夏 10g　吴萸 1.5g　瓜蒌仁 10g　蛤壳 30g　竹茹 10g　陈皮 6g　茯苓 12g

服药 5 剂，咳喘渐平，续服 5 剂而愈。

【按】以上两例均属饮病，但病有轻重，证情不一，施治亦有异同。前者为饮停胸胁（悬饮），方中除疏邪宣肺之剂外，还用葶苈子、控涎丹以奏祛痰蠲饮之效。后者则为饮邪恋肺（支饮），故方旨在温化痰饮，以宣肺气。

鼻　渊

鼻渊者，浊涕下而不止也，此病鼻中时流浊涕，久则但流黄浊之物，如脓如髓，腥臭难闻，起因为外感风邪。肺开窍于鼻，风寒袭肺，鼻流清涕者，为肺寒见症，病久寒邪郁而化热，鼻流浊涕而气臭，当解表与清热兼施。每有病者头痛久治不愈者，询之始悉其有鼻渊史久矣，用苍耳散加减，屡试获效。

案一　金某　男　40 岁　农民

经常头痛，鼻塞流涕，易于感冒，有鼻炎史，舌苔白，脉弦。证属风邪湿热上蒸。治以疏风清热化湿。

薄荷 6g　苍耳子 9g　辛夷 6g　炒白芷 5g　藿香 10g　荆

芥 10g　防风 6g　桔梗 5g　茯苓 12g　陈皮 5g　黄芩 12g
3剂

服上药3剂后，头痛鼻塞流涕症状消失。

【按】方中苍耳上行头面，疏散风邪；荆芥、防风、藿香、桔梗、陈皮、茯苓以治上焦风邪，兼化痰湿；黄芩清肺热，为宣风利窍、化湿泄热之方。

案二　王某　男　49岁

初诊：经常头痛，鼻塞流清涕，气味臭秽，每日须更换手帕数块。经某医院检查，确诊为慢性鼻窦炎。近日咳呛气急，两胁引痛。证属新邪外袭，痰热内蒸。拟先疏散风邪，化痰泄热。

前胡 10g　牛蒡子 10g　荆芥 6g　防风 6g　土藿香 10g　辛夷 6g　苍耳子 10g　炒白芷 5g　制半夏 10g　竹茹 10g　陈皮 10g　桔梗 5g　茯苓 12g　杏仁 9g　焦芩 10g　另用鼻渊散塞鼻。

鼻渊散处方（黄老经验方）：土藿香 15g　苍耳子 15g　青木香 15g　鱼脑石 15g　辛夷 15g　鹅不食草 9g　共研细末塞鼻用。

二诊：经内服煎剂，外搐鼻渊散后，头痛鼻塞缓解，每日仅换手帕一块，咳喘胁痛消失，再循前方加减。拟以疏风利窍，清化痰热。

细辛 1.2g　荆芥 6g　防风 6g　苍耳子 9g　辛夷 6g　炒白芷 3g　制半夏 9g　陈皮 6g　茯苓 12g　薄荷 8g　焦芩 9g　竹茹 9g　白蒺藜 9g　3剂

服药3剂后，诸症减轻。原方续进3剂，头脑清醒，鼻通神宁，浊涕全无，病得痊愈。迄今数年未见复发。

案三　陈某　男　55岁

经常头痛鼻塞流涕，易于感冒。近五六年来，常年头痛不已，时轻时重，有时鼻流黄涕，经外省某西医院检查无鼻炎病。但详细询问，知其十年前曾有鼻炎史。此乃肺经郁火不宣，肺热甚则流黄涕。宜疏散风邪，清化痰热。

荆芥6g　防风6g　苍耳子9g　炒白芷3g　炒白芍15g
茯苓12g　桔梗5g　竹茹9g　陈皮6g　生石膏20g　焦芩15g
羌活6g　5剂

服上药5剂后，鼻窍畅通，头痛已止，黄涕消失。嗣后随访未再复发，疗效显著。

【按】治疗鼻渊，若症见头痛鼻塞流清涕者，大多属风寒型，宜苍耳子、辛夷、白芷、藿香、荆芥辛温以散表邪。如头痛鼻塞，流下浊涕而气臭者属风热型，宜苍耳子、薄荷、生石膏、黄芩辛凉以清少阳、阳明郁火。鼻炎患者，大都不仅有外感，且有阳明伏火，肝胆郁热。《类证治裁》曰："鼻塞甚者，往往不闻香臭，有脑漏成鼻渊者，由风寒入脑，郁久化热。"《医宗金鉴》亦谓："鼻渊内因胆经之热，移于脑髓，外因风寒，凝郁火邪而成。"方中黄芩入手太阴、少阴、太阳、阳明经，亦入手少阳经。李时珍《本草纲目》论黄芩，谓能治风热、湿热、头痛、奔豚、热痛火咳、肺痿、喉腥、诸失血。其性清肃，可以除邪，故以上三例皆用黄芩。又前额部疼痛甚剧者，亦为阳明见症，配以石膏，自可清减郁火。

胃　病

胃病范围比较广泛，是以胃脘部疼痛为主症的一类疾病。

常伴有吞酸、嘈杂、呕血、黑粪等症，相当于西医学中的胃及十二指肠球部溃疡、慢性胃炎、胃神经官能症、胃下垂等疾病。中医在这方面积累了丰富的治疗经验。

关于本病的病因病机，黄老在"肝胃气"这个病名中已指出了该病与肝胃有关，而"气"又为病因病机的关键所在。《素问·六元正纪大论》云："木郁之发，民病胃脘当心而痛"。木郁就是肝气郁结。《医学正传》论胃脘痛时指出："未有不由诸痰食积郁于中，七情九气触于内之所致焉。是清阳不升，浊阴不降，而肝木之邪得以乘机侵侮而为病矣。"《景岳全书》云："胃脘痛证多有因食、因寒、因气不顺者，然而因食、因寒亦无不皆关于气。盖食停则气滞，寒留则气凝。"《沈氏尊生书》云："嗳气、嘈杂、吞酸、恶心，皆火病也。皆胃家之病，而治之之法，固不离乎胃矣，而亦有不专主胃者，盖胃司纳食，主乎通降，通降则无此四者之病，其所以不通降而生病之故，皆由肝气冲逆，阻胃之降也。"可见胃气失于通降是本病主要病机，而胃气之所以失于通降，又同肝气郁结、肝气横逆犯胃息息相关。在辨证时，应抓住气郁这个关键，同时注意到气郁而导致的食积、痰浊、郁火和瘀血等病理变化。

关于本病的辨证施治，黄老多取法于朱丹溪："诸痛不可补气"；《临证指南医案》："胃被肝所乘，法当补胃，但胃属腑阳，凡六腑以通为补"，"肝用宜泄，胃腑宜通"；以及《临证指南医案》徐灵胎按语"胃痛……必有外邪内炽，不宜轻补"等论说，以通调气机为纲，盖气行则气血痰火湿食等邪皆能消散矣。在调气方面，不仅应当疏肝气、降胃气，而且还需要宣肺气。《内经》有"肺主一身之气"之说，并指出"诸气膹郁，皆属于肺"。据此可以体会到，肺气疏畅，则肝郁得解，诸郁皆因而愈矣，故黄老方中常用紫菀、桔梗宣泄肺气（《局方》温白丸治九种心痛，亦用此二味）。

此外，对兼证属寒、属热、偏虚、偏实、夹痰、夹瘀者，尚须谨守病机，详察细辨。凡夹有瘀血者，可加活血化瘀药，如乳香、没药、五灵脂、三七、丹参等；夹有胃热者，可加清热泻火药，如黑山栀、川连、龙胆草、藤梨根、铁树叶等；夹有痰滞者，可加消食化痰药，如鸡内金、半夏、莱菔子、楂炭、建曲、麦芽等；若胃阴不足，则宜甘寒养胃生津，药用沙参、麦冬、石斛、生地、谷芽之品。总之，对本病的治疗以通降为常法，并结合兼证，随证加减。

案一　刘某　男　45岁

主诉胃病十余载，近日因工作辛劳，谋虑过度，胃痛甚剧，日痛三次，气闷嘈杂，泛酸，少寐，大便燥结难下，有时色黑。此由肝气郁结，横逆犯胃，胃痛延久，胃络内损所致。治拟理气和胃，化瘀通络。

制金柑一个　老苏梗10g　川连2g　吴萸1.5g　生紫菀6g　桔梗5g　赤芍15g　五灵脂10g　延胡索10g　乌贼骨15g　炙甘草3g　陈皮6g　参三七末0.9g　沉香末0.9g　后二味另冲服。

该病例曾经宁、苏几所医院摄片，皆确诊为"十二指肠球部溃疡并胃小弯溃疡"，建议手术治疗，患者有顾虑。于是服中药二十余剂后，胃痛、嗳气诸症向安，乃接服丸剂。

丸方：生紫菀20g　老苏梗20g　制香附30g　砂仁18g　制乳没各15g　沉香末15g　乌贼骨90g　青陈皮各30g　茯苓60g　白芍60g　参三七15g　五灵脂30g　鸡内金45g　丹参

60g　川连15g　炒吴萸15g　生甘草30g

上药共研细末，水泛为丸，早晚各服9g。服丸药一料后，胃痛、嘈杂、嗳气等症皆有好转，再照上剂加入真蜂蜜半斤为丸。此丸服后，自觉胃部滋润舒适，病情日见好转，此丸方连服3个月。在服药2个月及4个月时，曾钡餐复查，证明2个月后溃疡病灶好转，4个月后溃疡愈合，迄今已20年，胃病从未复发，坚持正常工作。

【按】本例患者属肝火犯胃型，乃肝气久郁，气火侮胃，灼损胃络，故诸症丛生。方用黄连、吴萸，一苦一辛，苦寒以清火，辛开以解郁；配芍药、陈皮、延胡索疏肝气；金柑、苏梗、紫菀、桔梗理气开郁，五灵脂、三七、沉香化瘀止痛；乌贼骨、炙草止酸和胃，复方治疗效果甚佳。后以原法更进一筹，参入乳没、内金、香附、丹参祛瘀生新，助运理气，增量制为丸剂。连服数月，溃疡病灶得以愈合。

案二　徐某　男　35岁

初诊：胃病六年，痛在食后二三小时，日痛三次，近以事繁辛劳，胃痛甚剧，得食痛缓，气闷嘈杂，多食作胀，便溏不实，曾于本市某医院行钡餐检查，示"十二指肠球部溃疡、胃窦炎、幽门前区溃疡"。证属中虚胃痛，宜健中运脾、顺气和胃。

炒川连1.5g　广木香8g　土藿香9g　生紫菀5g　川桂枝3g　白芍15g　陈皮6g　防风炭6g　楂炭12g　乌贼骨15g　乌药6g　粉桔梗5g　砂仁1.5g　鸡内金9g　炙甘草3g　7剂

另参三七末0.9g，沉香末0.9g，开水冲服，每日1次。

二诊：药后胃痛减轻，便溏转干，续服原方7剂。服煎药14剂后，接服丸剂调治。

丸方：丹参60g 白术30g 茯苓30g 乌贼骨90g 广木香30g 川连15g 土藿香20g 参三七15g 沉香20g 砂仁15g 鸡内金60g 生紫菀30g 吴萸15g 山楂炭45g 青陈皮各30g 川桂枝20g 炒白芍60g 桔梗20g 象贝60g 白及30g 制乳没各12g 绿萼梅30g 五灵脂30g 炙甘草30g

共研细末，水泛为丸。

服以上丸药后，胃痛嘈杂若失，便溏转干。钡餐复查：十二指肠球部溃疡及幽门溃疡皆有减轻，但尚未愈合。上海某医院建议胃手术治疗。但患者自觉服中药后好转，要求续服二三月后再作考虑。经过连服三个月丸剂，钡餐复查：溃疡已愈合，唯胃窦炎仍存在。再将前方加重剂量，续服丸药一料后，复查胃窦炎亦已消失。迄今三四年，随访患者病情稳定，恢复健康。

【按】本例虽属中虚胃痛，但见证虚中夹实，故方以苦辛通降，借以泄木；或建中温胃，可以安土。在取得一定疗效基础上，又以丸剂调治，此黄老治慢性病常用之法，亦李东垣"丸者缓也"，不能速去之病可以治之之意。

案三 朱某 男 32岁 山西地质队工作

初诊：主诉胃痛已5载，气闷、嗳气、脘腹胀痛。近半年来经常在山区工作，劳累过度，经检查胃下垂12cm。证属正气受伤，中气不足，气虚下陷。拟先益气升阳以舒脾胃。

炙升麻2g 炙黄芪12g 柴胡3g 丹参15g 广木香8g 白芍15g 陈皮6g 砂仁1.5g 鸡内金9g 甘草3g 5剂

二诊：药后胃部较舒，胃纳复振，唯脘腹仍有重坠之感，便溏不实。拟再补益中气，醒脾和胃。

炙升麻2g 炙黄芪12g 广藿香9g 菟丝子12g 江枳壳

15

20g　陈皮 6g　广木香 8g　丹参 15g　白芍 15g　砂仁 1.5g
鸡内金 9g　炙甘草 8g　7 剂

三诊：服上药 7 剂后，脘腹部胀痛较减，便溏转实。仍以前法补益中气，助运脾胃，标本兼顾。

潞党参 10g　炙黄芪 10g　炙升麻 2g　炒白术 6g　茯苓 12g　炙甘草 8g　陈皮 6g　江枳壳 20g　丹参 15g　广木香 8g　砂仁 1.5g　九香虫 9g　10 剂

四诊：服药以来，脘腹重坠感已消失，胃纳大振，精神转佳，原方再服 10 剂。钡剂复查，胃下垂明显好转。改以补中益气丸、资生丸，每日各服 9g，连服数月，已能坚持正常工作。

【按】本例患者系胃下垂。中医认为大多由于思虑过度，饥饱不均，脾胃久已受伤，兼之劳累过度，脾虚中气下陷，胃即下垂。处方宜用升麻、芪、柴等升发脾阳；丹参、白术、木香活血理气；白芍、甘草缓急止痛；陈皮、砂仁、鸡内金以助脾运。

案四　逯某　男　48 岁　军人

初诊：胃痛年久，食入饱胀，嗳气口苦，曾经空军某医院胃镜检查诊断为"萎缩性胃炎"，病理活检看到间变细胞，胃液分析空腹游离酸"0"，总酸度"10"。舌苔黄腻，脉弦数。胃为水谷之海，多气多血之腑，胃失和降，则水谷积聚易于化热。治拟理气消胀，清热降浊。

老苏梗 10g　藤梨根 30g　菝葜 20g　炙猬皮 6g　乌梅 6g　陈皮 6g　茯苓 12g　生紫菀 5g　桔梗 5g　广木香 3g　乌药 6g　麦芽 10g　鸡内金 10g

丸药方：炙升麻 20g　龙胆草 60g　吴黄 15g　参三七 15g

砂蔻仁各 15g　乌药 20g　沉香末 15g　青陈皮 45g　炙猬皮
30g　绿萼梅 30g　九香虫 30g　麦芽 45g　鸡内金 45g　炙紫菀
20g　桔梗 15g　广木香 30g　川楝子 20g

上药共研细末，用蜂蜜半斤糊泛为丸。早晚各服 9g。

二诊：患者 2 个月后来信述：胃部胀痛明显好转，复查胃
液分析：游离酸及总酸度皆上升，接近正常值。

再按以上丸方配服。

三诊：半年后胃镜复查，间变细胞未找到，患者欣喜。仅
诉腹部略有气胀隐痛，余症皆除。胃失和降，久病入络，再循
原法舒肝调气，清热化瘀，丸剂缓图，以善其后。照原方加乌
梅、白芍、藤梨根、菝葜、五灵脂、丹参，蜜丸。

【按】胃属腑，受纳水谷，以通为贵，其气宜降。胃腑实
则营卫隧道壅滞失通，本例患者系浊邪、湿热壅于胃脘，症见
食入饱胀、口苦、舌苔黄腻、脉弦数，方取龙胆草、藤梨根、
菝葜，苦泄降浊；苏梗、陈皮、沉香、刺猬皮理气消胀；川楝
子、广木香、乌药、绿萼梅疏肝解郁；鸡内金、麦芽消食助
运。配以三七、五灵脂化瘀通络，更增乌梅、白芍酸能护阴。
调治达半年，诸症向愈。

胆囊炎、胆石症

中医文献虽无胆囊炎、胆石症的名称，但对于类似本病的
证候却有着丰富的记载。如《灵枢·胀论》云："胆胀者，胁
下胀痛，口中苦，善太息。"《金匮要略》云："诸黄腹痛而呕
者，宜柴胡汤。"以上论述为近代中西医结合治疗胆囊炎、胆
石症提供了宝贵资料。苏州地区中医常称该病为"肝胃气"

或"肝胃黄疸"。盖肝与胆相为表里，本病的发作同肝、胆、胃三者均有关。《灵枢·经脉》云："肝足厥阴之脉……夹胃属肝络胆，上贯膈，布胁肋。"本病的诱发常与七情有关，因肝主疏泄，伤于七情则肝失疏泄，而致肝气郁结。清代费伯雄云："肝为将军之官，其体阴而用阳，故为刚脏，一有郁结，气火俱升，上犯胃经，痛达胁肋。"本病亦有伤于饮食炙煿而发，则食郁可导致气郁、湿郁，郁久化热，湿热气滞阻于肝胆，损伤脾胃，使胆汁排泄不畅而发病。本病所发黄疸，多为色泽鲜明，当属阳证。右胁下按之作痛，是为实证。因此，黄老认为本病治法，当以疏泄肝胆、清化湿热为主。六腑以通为用，本病在急性发作时，宜用通利攻下之剂。

黄老擅用逍遥散、大柴胡汤加减，并加服消胆片（黄老经验方）与蒲公英片。

有黄疸者，酌用茵陈蒿汤、栀子柏皮汤清湿热而消黄疸；疼痛甚者加金铃子散、正气天香散等以利气机，此所谓气行则痛自止。此外，郁金、金钱草、蒲公英、虎杖、玉米须等均有一定排结石作用，亦可随证选用。

注：

1. 逍遥散：为常用成方。肝主藏血，血随气行，肝郁则肝血瘀滞。该方用柴胡配薄荷、生姜以疏泄肝气，遂木性条达而解其郁。血不养肝则性刚强而肝气横逆，侮脾犯胃。故用当归、芍药以和血柔肝，并用白术、甘草、茯苓以和脾胃。明代赵养葵曾云："余以一方治其木（肝）郁，而诸郁皆因而愈。"逍遥散疏肝理气，可作为治诸郁的主要方剂。

2. 消胆片：系参考《千金》谷疸丸而拟订，方用龙胆草90g，苦参90g，猪胆汁4只，制成片剂，每日早、中、晚各服四片。此三味药均能泻肝胆实火，有清湿除黄利胆作用。其中尤以猪胆汁可奏以胆治胆之功，民间亦有单用一味猪胆而见效者。

3. 大柴胡汤：为本病急性发作时的常用主方。该方治少阳阳明合病，属实热之证。用柴胡以疏泄肝胆，大黄、枳实攻利通降。盖因"六腑以通为用"，"不通则痛，通则不痛"，故用下法以除郁于胆胃之湿热气滞，用芍药以柔肝，黄芩以清热，生姜、半夏以和胃止呕。

案一　王某　女　44岁

1955年8月10日，突发右上腹绞痛难忍，牵引肩背，经本市医院诊治，并作胆囊造影，诊断为胆结石，建议手术治疗。因患者有顾虑而来我院就诊，乃用苦参、龙胆草二味研末，牛胆汁为丸。先以每次3g，因药较苦，服后全部呕出，后即改为每次服1.5g；并同时加服逍遥丸，每次3g，早晚各服一次。连服一个月，疼痛得止，胃纳渐增，精神转佳。共服两个月，迄今二十余年未复发。

案二　孙某　男　45岁

1962年8月，经胆囊造影确诊为胆结石症。经常右上腹疼痛难忍，胸闷嘈杂，食入作胀。证属肝郁气滞，肝胃不和，胆汁壅阻，湿热内生而发病。治以疏肝解郁，清热化湿。

龙胆草2g　茵陈15g　柴胡3g　生大黄8g　蒲公英30g

共服15剂。并用消胆片早晚各服4片，逍遥丸早晚各服6g，连服3个月。1964年，经上海、苏州医院复查两次，胆结石已消失，胆区未再疼痛，随访体力、精神恢复，已能常年坚持工作。

案三　张某　女　42岁

19

1970年2月10日来苏就诊，据述患胆石症已3载，经常发作，胆区疼痛甚剧，引及背部，屡治无效，各医院均建议手术治疗，患者有顾虑。黄老嘱服消胆片、逍遥丸4个月，胆绞痛未再发，精神亦佳，胃纳增加。但于同年12月曾远道出差，旅途辛劳，不慎恣食荤腥油腻，致胆石症复发，疼痛难忍，随即回上海，在某医院进行手术。据该院外科医师说，原来摄片有胆囊结石4颗，但开刀结果仅发现1颗，说明服用消胆片确有一定消石作用。

案四　左某　男　55岁

1972年3月12日，右上腹疼痛难忍，牵引肩背，头痛眩晕，心悸不寐，经某医院确诊为胆石症。本欲开刀，但因患有高血压、冠心病，血压190/120mmHg，心律不齐，胆固醇6.993mmol/L，不适宜手术治疗，乃至黄老处就诊。

龙胆草2g　杭菊6g　青葙子15g　决明子20g　煅牡蛎30g　桑寄生15g　广郁金9g　茯苓15g　珍珠母30g　怀牛膝15g　金钱草30g　鸡内金9g　7剂

并用消胆片、逍遥丸，服药2个月，迄今数年胆石症未见复发。

案五　王某　女　40岁

患者于1956年因急性胆囊炎发作，右上腹痛甚如绞难忍而就医。

龙胆草2g　柴胡3g　淡吴萸1.5g　茵陈15g　赤芍15g　广郁金9g　蒲公英30g　陈皮6g　金钱草30g　赤苓15g　广藿香9g　5剂

继服消胆片、逍遥丸2个月，迄今胆囊炎未曾复发。

案六　王某　女　26岁

患胆囊炎，经服消胆片、逍遥丸3个月，未再发。

【按】①胆囊炎、胆石症是西医病名，中医认为本病的病因主要与肝郁气滞、饮食不节，以及外感湿热有关；病理主要为肝胆气滞，湿热壅阻。故在急性期以泻肝胆湿热气火为主；慢性期以疏肝行气，佐以清化湿热，并常服丸剂为宜。②单用蒲公英30g煎汤常服，可使脘部舒适，大便通畅，制止或减少本病的发作。该药药性为散滞气，泻热毒，但以大便秘结者为宜，大便泄泻者慎用。③对于胆囊肿大，疼痛甚剧；或剧痛不已，寒战高热，黄疸日益加深；或出现中毒性休克者，当与西医外科密切配合。必要时手术治疗，以防意外。④逍遥丸、消胆片宜于饭前服用；饭后服用，可能出现胃部不适等反应，从而影响疗效。

鼓　胀

鼓胀是以腹部胀大如鼓为特征，甚则皮色苍黄、脉络暴露。其病因较多，本篇所述大多系肝病或血吸虫病等引起的单腹鼓，并与长期嗜酒、营养不良和精神因素等有关。这些原因均能损伤肝脾，而致疏泄、运化功能失常。肝气郁结，血行瘀滞，壅阻肝脉，而成癥积。脾之运化失健，气滞湿阻，水湿内蕴，或因湿郁化热，而致湿热壅积中焦。气、血、水三者交相搏结，逐渐形成鼓胀。湿困日久，脾阳受损，渐及于肾，脾肾阳虚，则水液的运化输布更为不利，鼓胀益甚。如湿热久蕴，可以耗伤阴精，或久病体虚，劳欲过度，精血内亏，则不能养肝，故病久多见肝肾阴虚。

总之，本病为肝、脾、肾三脏同病，气、血、水三者互相交结，本虚标实，错综并见。严重者，因正气不足，水湿热毒深重，可以引起昏迷。临床辨证，又有肝郁气滞型、湿热蕴蒸型、脾肾阳虚型、肝肾阴虚型之分。

1. 肝郁气滞型：肝区胀痛，胸闷纳少，口苦溲赤，苔白，脉弦，每多情怀抑郁。证属肝郁气滞，湿热内蕴。治拟疏肝、理气、化湿。

柴胡 8g　龙胆草 1.5g　吴萸 1.5g　青陈皮各 6g　赤芍 12g　丹参 15g　川楝子 9g　制香附 9g　延胡索 9g　片姜黄 9g

加减：肝脏质地中等、痛甚者，属肝络瘀阻，血瘀不化，加当归 9g，红花 6g，桃仁 9g，炙甲片 6g。

另服逍遥丸 6g、大黄䗪虫丸 1.5g，每日服 2 次。

肝脏质地已硬，按之胀痛，加牡蛎 30g，三棱 9g，莪术 9g，鳖甲 30g。

腹胀便泄者，加煨木香 6g，乌药 9g，茯苓 12g，车前子 15g（包）。另服逍遥丸 6g，小温中丸 8g，每日 2 次。

注：柴胡与牡蛎同用，具有疏肝、解郁、软坚之功，对肝硬化具有一定作用。

2. 湿热蕴蒸型：面目黄疸，色泽鲜明，右胁不舒或疼痛，胃纳不香，小溲赤少，口腻苔黄，脉缓无力。证属湿热郁蒸于肝胆，胆汁逆行，泛于肌肤，故见黄疸。治拟清热利湿为先。

茵陈 15g　平地木 15g　龙胆草 1.5g　黄连 1.5g　黄柏 6g　黄芩 15g　黑山栀 9g　茯苓 12g　泽泻 9g　车前子 18g（包）陈皮 6g

【按】该方用于退黄有良好效果，且能降低血清转氨酶。

加减：发热加柴胡，便秘加生大黄。

附治黄疸简易方：川连 0.9g　黄芩 1.5g　川柏 1.5g　赤

苓 6g　车前子 6g　黑山栀 1.5g　茵陈 2g

面色晦黄，其色不泽，肝区肿痛，按之有癥积，凹凸不平，大腹鼓胀，舌边有瘀紫斑点，苔灰黄腻，脉细或涩。证属肝郁气滞，瘀凝不化。前人云"疸而腹胀者难治"。治拟消癥破瘀，理气化湿。

平地木 15g　蜀羊泉 30g　蛇舌草 30g　青陈皮各 6g　茯苓 12g　泽泻 9g　片姜黄 9g　干蟾皮 9g　鸡内金 9g　大腹皮 9g　砂仁 8g

另服小温中丸 8g，大黄䗪虫丸 1.5g，每日 2 次。

若血清谷丙转氨酶反复不降，可试用消胆片（见胆囊炎篇）、逍遥丸常服。曾有一例患者谷丙转氨酶达 200IU，迁延两年不退，服上药一月后，即降至 50IU。

3. 脾肾阳虚型：肝病延久，大腹膨胀如鼓，面浮跗肿，神疲怯冷，苔薄白，脉细濡。证属脾肾阳虚，水湿不化。治拟化气行水，温中实脾。

防己风各 6g　甜葶苈 1.5g　炙紫菀 5g　广木香 5g　川椒目 8g　茯苓皮 15g　大腹皮 9g　鸡内金 9g　干蟾皮 6g　青陈皮各 6g　砂仁 1.5g　泽泻 6g　车前子 15g（包）

另服小温中丸 6g，每日 1 次。

4. 肝肾阴虚型：右胁隐痛不休，手足心烦热，头晕目花，或有血管痣、肝掌，舌红少苔或光剥，脉细或细弦带数。证属湿热伤阴，精血内虚。治拟养血清热，柔肝和阴。

制香附 9g　当归 15g　白芍 15g　牡蛎 30g　青陈皮各 6g　茯苓 15g　黄芩 9g　丹参皮各 9g　茜草炭 12g　郁金 9g　鸡内金 9g　五灵脂 6g

案一　焦某　女　30 岁

黄一峰医案医话集

初诊：1956 年 3 月始诊为肝炎。1958 年因劳累过度而见面浮足肿，大腹膨胀如鼓，按之绷急，便溏溲少。上月 23 日经上海某医院确诊为"后期肝硬化腹水"，家属带其回太仓，后经人介绍来我院医治。舌苔糙白，脉细弦。证属情绪抑郁，肝郁气滞，瘀凝不化，劳倦伤脾，脾弱失运，水湿不化，水气泛滥。综上病情，急宜温阳、运气、化湿，以消肿胀。

甜葶苈 1.5g 防风己各 9g 炙紫菀 5g 广木香 8g 砂蔻壳各 1.5g 鸡内金 9g 老苏梗 9g 陈皮 6g 炙干蟾皮 6g 川椒目 2g 茯苓皮 15g 车前子 12g（包） 3 剂

二诊：腹胀略软而小，足跗仍肿，便溏日二三次，苔白根黄，脉细弦，气逆喘促。证属脾虚肝旺，水湿不运。拟再运脾消胀，疏通水道。

甜葶苈 1.5g 防风己各 9g 白术皮 9g 香橼皮 9g 大腹皮 9g 鸡内金 9g 砂蔻壳各 1.5g 川椒目 2g 干蟾皮 6g 茯苓皮 15g 九香虫 9g 炒麦芽 9g 车前子 12g（包） 5 剂

另服小温中丸，早晚各 6g。

三诊：迭进健脾消胀、行气利水之剂，腹胀缩小，纳谷不香，食入作胀。拟再疏肝健脾，化湿和中。

防风己各 9g 广藿香 9g 炒白术 9g 茯苓皮 15g 陈皮 6g 丹参 12g 砂仁 2g 鸡内金 12g 大腹皮 9g 川椒目 2g 制香附 9g 车前子 12g（包） 泽泻 9g 广木香 8g 5 剂

另服小温中丸，早晚各 4.5g。

四诊：鼓胀逐渐缩小，面浮跗肿已退，气闷，便溏，口腻苔黄，胃纳不香。证属脾阳不振，无力运化水浊。拟再温阳化湿以和中。

丹参 15g 炒白术 6g 茯苓 15g 陈皮 6g 扁豆衣 9g 九

香虫 9g　白芍 15g　泽泻 9g　川椒目 2g　鸡金 9g　砂壳 1.5g　紫菀 5g　白前 9g　广木香 3g　麦芽 12g　5 剂

五诊：腹胀缩小，按之较软，足肿已退，口腻苔黄，脉细濡不大，胃纳不香。再予疏中调气，助运脾胃。

广藿香 6g　苍白术各 6g　陈皮 6g　茯苓 12g　泽兰 15g　扁豆衣 9g　九香虫 9g　鸡内金 9g　谷麦芽各 12g　车前子 12g（包）　广木香 3g　5 剂

另服小温中丸、逍遥丸各 3g，每日 2 次。

六诊：投剂以来，腹胀跗肿并见改善。口腻，苔黄化薄，脉细软而迟。证属中阳稍振，湿蕴未化。拟再健脾和中，为丸调摄。标本兼顾，以补其虚。

潞党参 60g　丹参 60g　炒白术 45g　怀山药 90g　陈皮 45g　广木香 30g　制香附 30g　鸡内金 45g　茯苓 60g　扁豆衣 60g　川椒目 20g　砂仁 15g　九香虫 45g　桔梗 20g　绿萼梅 45g　炒麦芽 45g　防风炭 20g　炒白芍 60g　远志肉 30g　川断 45g

共研细末，水泛为丸，早晚各服 9g。

服上药后，腹胀足肿皆已消退，胃纳较振。惟神疲力乏，尚有肠鸣腹胀之感。服丸药两个月后，精神较佳，鼓胀消退已如常人，至七月体力恢复，并于 1962 年又生一子，迄今十年余，随访病情未曾复发。

【按】本例肝炎后肝硬化腹水，为肝脾不和，脾虚肝旺，水湿不运所致。方取《金匮》己椒苈黄丸去大黄，合香砂枳术丸、小温中丸协同成为健脾消胀、导饮利水之剂，参入蟾皮、鸡内金、九香虫、大腹皮、逍遥丸等，以助疏肝行气、消胀除满之力。煎剂初效后，继进丸剂调治。连服数月，诸症向安。方中未用攻逐剂，黄老认为人以胃气为本，攻下逐水，仅能取决于一时。相反，脾气戕伤，反致鼓胀益甚矣。

案二　高某　女　55岁

初诊：肝肿硬半载，近日气郁不达，面色晦黯，面浮足肿，肝痛气逆喘促，大腹膨胀如鼓，按之绷急而痛，鼓胀已成，治为难矣。

甜葶苈1.5g　龙胆草3g　老苏梗9g　青陈皮各6g　茯苓皮15g　干蟾皮9g　九香虫9g　大腹皮9g　鸡内金9g　砂仁1.5g　麦芽9g　车前子12g（包）　川椒目8g　7剂

另服小温中丸，早晚各6g，共服120g。

二诊：药后，鼓胀明显缩小，按之腹软而平，大便解下畅通，面晦转黄，惟近有低热。拟再疏肝调气，清热化湿。

广藿香9g　防己风各9g　白薇前各9g　白芍15g　陈皮6g　茯苓皮15g　砂蔻壳各1.5g　泽泻9g　车前子12g（包）　川桂枝3g　焦茅术5g　7剂

案三　马某　女　64岁

初诊：据述多年情绪不畅，操劳过度，肝郁气滞，瘀凝不化，肝肿痛已久；便溏不实，脾弱失运，水湿不化，足肿而大腹膨胀如鼓，按之绷急，小溲赤少。舌苔薄黄，脉细弦。属鼓胀重证，拟先舒肝调气，运脾利水。

老苏梗9g　制香附9g　防己风各9g　广木香3g　九香虫9g　炙蟾皮9g　川椒目2g　砂蔻壳各1.5g　鸡内金9g　大腹皮9g　茯苓12g　车前子12g（包）　5剂

二诊：小溲略多，腹膨足肿略减，便溏日有3次，腹胀肠鸣，口腻苔薄白，脉细弦。拟再舒肝调气，理脾化湿以和中。

广藿香9g　制香附9g　丹参15g　茯苓皮12g　陈皮6g

泽泻9g　干蟾皮9g　川椒目2g　砂蔻壳各1.5g　鸡内金9g
扁豆衣9g　防己风各6g　麦芽9g　5剂

　　服药40剂后，腹部鼓胀已十去其七，病者停服汤剂，继服小温中丸，早晚各6g，共计240g。另以绿萼梅8g，砂蔻壳各1.2g，陈麦柴30g，每天煎汤代茶，连服一月余，迄今14年未见复发。

　　【按】以上两例鼓胀，虽皆具有腹胀肢肿的共同症状，但前一例症见面晦低热，湿热偏胜，后一例常年情怀不畅，脉沉弦。故立法处方，前者以清肝利湿热为主，后者则以疏肝理气为主。然皆辅以化瘀利水而获效果。可见鼓胀之成，因水、因血、因湿热均能导致肝脾损伤，气血凝滞，脉络瘀阻。其病虽一，其因则异，故立法遣方亦有轩轾。

　　附方：

　　小温中丸（朱丹溪方）：陈皮　半夏　神曲　茯苓　白术香附　针砂　苦参　黄连　甘草

　　大黄䗪虫丸（《金匮要略》方）：大黄　黄芩　桃仁　杏仁芍药　干地黄　干漆　虻虫　水蛭　蛴螬　䗪虫　甘草

　　【按】黄老治鼓胀病（肝炎后肝硬化或血吸虫性肝硬化），擅长运用以上两方。小温中丸其功用治胀满，症见腹胀，少量腹水，足肿者甚效。此乃脾虚肝旺，不能健运，腹有积聚，不可下者。大黄䗪虫丸其功用为治五劳虚极羸瘦，腹满不能饮食，内有干血，肌肤甲错，两目黯黑，属祛瘀生新之要方。此病多系肝脾内伤，气滞血瘀，隧道不通，水湿泛溢所致。此外，如见舌上有瘀点，脉象细涩，亦为瘀血之征，瘀血不去则新血不生，正气无由恢复。大黄䗪虫丸中，大黄为主药，从胃络中宣瘀润燥；佐以黄芩清肺卫；杏仁润心营；桃仁补肝虚；

生地滋肾燥；干漆性急飞蹿，破脾胃关节之瘀血；虻虫性升，入阳分破血；水蛭性下，入阴分逐瘀；蛴螬去两胁下之坚血；䗪虫破坚，通络行阳；芍药、甘草扶脾胃，解诸药毒。络中隧道瘀血既去，则气血自可回复；水湿得运，腹胀顿松矣。善后之计，再与益气补血之剂合服，尤妙。

过敏性结肠炎

过敏性结肠炎的特点是大便溏泄，时轻时重，比较顽固难愈。有的病程长达八九年甚至更久。此属中医所称之"脾泄"范畴，以脾虚为主证。在临床上每见患者面色萎黄或苍白，舌苔黄腻或薄白，脉细，便泄次多，澼澼不爽，临厕腹痛，食欲不佳，四肢乏力，肠鸣腹胀，虚膨浮肿。其因为饮食不节，寒暖失常，疲劳思虑过度，皆可损伤脾气。脾虚则生湿，湿胜则濡泄。故脾泄者，其本为脾虚，其标为寒、湿、食滞为患。多数患者在患病初期尚能坚持工作，因自知病久体虚，而自行增加营养以维持体力，如多食鱼肉、牛乳、鸡蛋、水果、菜类等滑肠之品，反致脾泄更甚，所谓"饮食自倍，肠胃乃伤"者是。迁延日久，虚者更虚。然又往往有虚中夹实，患者大多见有舌苔白根黄厚，胃纳不振，脉软弦，便泄次多，夹有脓血或白冻，气带腥臭，临厕腹痛，泄后痛减，食入胀痛等。因系脾虚为主，虚中夹实之证，故初诊不得滥投滋补，当先以疏邪解表，佐以运脾化湿滞之品。标而本之，以冀便泄次减，腹部胀痛渐缓；再以健脾助运，标本兼治之方为宜。据黄老经验，需10～20剂汤药后，大便渐能成形，腹部胀痛渐减，胃纳转佳，再继以健脾和中，为丸调理，以图根治。在治疗过程中，要求患者节制饮食，少量多餐，徐以图之，则疗效更显。

案一　贾某　男　53岁

初诊：患者于1949年秋季泄泻历两月不已，从此经常便泄，腹痛肠鸣，有时便秘，去秋以来便泄日行十余次不等，体重57.5kg，近两月来体重下降至40kg，不能坚持工作，肌瘦神疲，形寒肢冷，腹部胀痛，泄后痛减，虚膨浮肿。劳累后屡有遗精。苔白腻，脉沉细。体温35℃左右，虚象毕露。大便检查有红白细胞及不消化食物，未找到痢疾杆菌及阿米巴原虫，先以附子理中汤合痛泻要方为标本兼顾之策。

制附片3g　防风炭9g　煨木香3g　炒白术6g　炮姜炭3g　乌药6g　陈皮6g　川桂枝3g　焦六曲9g　炒白芍9g　鸡内金9g　茯苓12g　7剂

二诊：投剂以来，便泄次减，腹胀痛较缓，苔黄化薄。再拟健胃和中，芳化渗湿。

广藿香9g　防风炭9g　炒白芍9g　扁豆衣9g　建曲9g　炒麦芽9g　茯苓12g　炒陈皮6g　炮姜炭8g　煨木香3g　鸡内金9g　车前子9g（包）　炒白术6g　7剂

三诊：两投温中理气化湿之剂以来，大便已能成形，偶有少量黏液，腹部胀痛、虚膨浮肿皆已改善。再以益气健脾和中之法，用丸剂调摄，以图根治。

潞党参30g　炒白术30g　白茯苓60g　炒白芍60g　补骨脂60g　扁豆衣60g　煅牡蛎90g　怀山药90g　炒陈皮45g　炮姜炭15g　炒麦芽90g　建曲45g　南楂炭45g　煨木香20g　菟丝子45g　鸡内金45g　砂仁15g　炙甘草15g

上药共研细末，水泛为丸，早晚各服9g。

患者在苏州治疗2个月后，大便每日1次，质已正常，面

黄一峰医案医话集

色红润，体力增强，体重由40kg增至48kg，回北京恢复工作。据说多年来未再复发，现已发胖。

案二　邹某　男　56岁

1952年开始便泄次多，有时亦便秘，脘腹部经常胀痛，经医院诊断为"十二指肠溃疡"。1960年胆囊切除后，即便泄次多，据医院确诊为"过敏性结肠炎"、"肠痉挛"。一年来，每天少则便泄三四次，多则十余次，便下溏薄，夹有黏液脓血，经常失眠，无力工作。经多方医治未获疗效。一年来病情加重，大便检查仅有不消化食物。法先疏邪化浊，以治其标。

苏藿梗各9g　煨葛根9g　炒赤芍9g　南楂炭12g　焦六曲9g　炒陈皮6g　茯苓12g　鸡内金9g　车前子12g（包）炒乌药9g　败酱草30g　木香槟榔丸15g（包）　3剂

二诊：便泄日有数次，临厕腹痛，胸脘仍闷，口腻，渴不多饮，舌苔黄腻。尚有湿滞蕴阻肠胃，拟再理气化湿消积之法。

苏藿梗各9g　炙紫菀5g　制川朴2g　焦茅术6g　炒陈皮6g　炒川连2g　南楂炭12g　广木香3g　焦六曲9g　鸡内金9g　桔梗5g　车前子15g（包）　茯苓15g　3剂

三诊：便泄次减，但仍不成形，尚有黏液，时有腹痛肠鸣，苔黄化薄，胃纳不香，夜不成寐。拟再理气助运脾胃。

防风炭9g　炒白芍15g　炒陈皮6g　焦茅术8g　炒乌药9g　制半夏9g　广木香3g　苦桔梗5g　茯苓12g　扁豆衣9g　炮姜炭8g　六一散12g（包）　6剂

另用川连末0.6克，肉桂末0.6g，每夜开水化服。

四诊：投剂以来，大便已由溏转干，渐能成形，每日2次偶有微量黏液，腹痛消失，时觉肠鸣腹胀，得矢气则舒。

再拟理气健脾和中之法，以散剂调治。

潞党参45g　炒白术45g　云茯苓60g　炙甘草15g　防风炭20g　炒白芍60g　广陈皮30g　扁豆衣60g　粉桔梗20g　怀山药90g　制半夏45g　紫河车2具　鸡内金45g　败酱草90g　广木香30g　春砂仁15g　焦苡仁60g　炮姜炭15g　煅牡蛎60g　南楂炭45g　建曲45g　炒麦芽45g　一料

上药共研细末，早晚各服9g。

该病者来信述：服此散剂三料后，大便已正常，脘腹部舒适，胃纳大增，已恢复健康，能参加正常工作。

案三　陈某　男　36岁

初诊：1959年曾患痢疾，未认真治疗，此后经常腹痛便溏，带有黏液，日数次。从此一直时泄时止，临厕腹痛而肠鸣，经西安人民医院确诊为"过敏性结肠炎"。近年来便泄次数增多，食欲减退，形体消瘦，无力工作。大便检查仅有不消化食物。

广藿香9g　防风炭9g　南楂炭12g　炒陈皮6g　茯苓15g　炒麦芽12g　败酱草30g　车前子12g（包）　炒乌药9g　焦六曲9g　木香槟榔丸15g（包）　4剂

二诊：便泄次数略减，尚有黏液，兼有完谷不化，腹仍胀痛而肠鸣，形瘦，肢冷，脉象软弦，舌苔白腻。拟再温中调气，助运脾胃，为标本并治之法。

制附片8g　煨木香3g　防风炭9g　川桂枝4.5g　炒乌药9g　楂炭15g　炒麦芽12g　茯苓15g　补骨脂12g　炒陈皮6g　鸡内金9g　炮姜炭6g　4剂

三诊：便泄转溏，仍有黏液夹杂白冻，肠鸣腹痛。证属脾阳久虚，运化失常。宜再理气和中，助运脾胃。

31

防风炭9g　广藿香9g　煨木香3g　炒白芍15g　扁豆衣12g　茯苓15g　炒陈皮6g　炒白术9g　败酱草30g　炒乌药9g　炮姜炭3g　炙甘草8g　5剂

四诊：投剂以来，大便转干，胃纳转佳。但四肢不温，神疲力乏。再以温中调气，健运脾胃之剂。

制附片3g　炒白术9g　茯苓15g　扁豆衣12g　陈皮6g　补骨脂15g　广木香2g　5剂

五诊：大便业已成形，但偶有微量黏液，肠鸣、腹部胀痛亦有改善。宜再益气扶土，以通补中下之阳，为丸调摄。

潞党参45g　炒白术45g　云茯苓60g　怀山药90g　扁豆衣60g　炒陈皮45g　鸡内金45g　广木香20g　防风炭20g　炒桂枝20g　炒白芍60g　补骨脂45g　制香附30g　南楂炭45g　建曲45g　春砂仁15g　炒麦芽45g　炮姜炭15g　炒乌药15g　炙甘草15g

上药共研细末，水泛为丸，早晚各服9g。

【按】①凡过敏性结肠炎，腹部胀痛，舌苔垢腻，当先治标。如例一初诊时，脾胃虚寒明显，而患者在不久前，曾感受寒邪，并多食荤腻生冷，便泄临厕腹痛，故用制附片、炮姜炭、桂枝温化寒湿，木香、陈皮、鸡内金、焦六曲等理气疏滞。例二、例三初诊时，亦属虚中夹实，但虚象较例一为轻，故用木香槟榔丸推荡湿热积滞，加败酱草排脓消肿，佐以理气化滞之品；苔黄垢腻可合用平胃散；见证类似湿热痢者，配用香连丸法，酌用茯苓、车前子、六一散等品，利小便以实大便。例二因其经常失眠，于三诊时便溏腹痛，苔黄腻未化，故用川连、肉桂（交泰丸）法以治心肾不交。②在标证渐解时，当即健脾以治其本，宜用参苓白术散为主方加减出入，或为丸剂，或为散剂，便于常服。因脾虚迁延日久，每易伤及肾阳，大便完谷不化，故当随证加用补骨脂、制附片、菟丝子等品。投补益之剂时，仍宜酌加理气、化湿、消食之品，兼顾其标，使其补而不滞。若纯用补法，反不见效，甚至欲益反损，适得其反。③以上三例，均有临厕腹痛，泄后痛减之症，乃是肝脾不调见证，故均曾参用痛泻要方调理肝脾，使脾不受克而腹痛泄泻自愈。

眩　晕

眩晕一症，常因肝阳上亢，肝火上炎；或肾水不足，阴虚阳亢；或气血不能上荣，且常兼夹风痰湿邪上扰所致。但总以肝阳上亢导致眩晕者较为多见。治法除平肝潜阳、滋肾养血外，黄老对降逆气、化痰浊亦较重视，认为有利于肝阳的平降。

案一　庄某　男　46岁

患者眩晕耳鸣，目花转旋，一身如乘舟中。时有嘈杂、泛恶、欲吐之感，心悸少寐。经西医院诊断为"梅尼埃病"。病延多载，脉两尺弱而左关弦大。此由频年萦思操劳，肾水暗耗，肾阴不足不能养肝，则肝阳上亢，兼有痰湿内阻所致。拟介类潜阳，化痰宁神。

杭菊6g　枸杞子9g　丹皮9g　代赭石20g　制半夏9g
黑豆衣9g　夜交藤30g　珍珠母30g　煅牡蛎45g　茯苓12g
怀牛膝12g　钩藤9g　侧柏叶9g　磁石15g　白芍15g　7剂

服药7剂后，症状减轻。继进7剂，眩晕得平。

【按】参合脉证，此例证属肾阴素亏，不能养肝，以致肝阴不足,肝阳上亢,发为眩晕。方取滋肾柔肝潜阳之剂,参以半夏、茯苓化痰之品。服药7剂,病情好转。再续7剂,眩晕得平。考中医对眩晕之认识,《内经》曰"诸风掉眩,皆属于肝"、《丹溪心法》有"无痰不作眩"、《景岳全书》有"无虚不作眩"、王肯堂有"由火致眩"等学说,记载甚详,确能指导我们临床。只要详为辨证,即能收到应有的效果。

案二　陈某　男　44岁

患者肝阳眩晕,目花转旋,口腻泛恶,夜寐欠佳。拟先平肝、化痰、宁神。

杭菊6g　枸杞子9g　黑豆衣9g　桑椹子15g　夜交藤30g制半夏9g　代赭石20g　竹茹9g　陈皮6g　茯苓12g　珍珠母30g　白芍15g　煅牡蛎30g　5剂

经连服15剂,病愈未复发。

【按】眩晕一症,其病因有风、火、痰、虚之别。各类眩晕可单独出现,亦可相互并见。该例患者眩晕目花,口腻泛恶,乃肝木犯胃,痰浊中阻之故。方以温胆汤和中化痰,佐以代赭石镇逆,配合柔肝潜阳之剂,取法标本兼治而获痊愈。

心悸怔忡

心悸是指患者自觉心中跳动、心慌不安而言。中医文献往往称之为"惊悸"、"怔忡"。前者是因受惊而发,后者与受惊无关,证情轻重不一。但其发病,常与体质虚弱、思虑过度、情志刺激等因素有关。

案一　张某　男　58岁

初诊:眩晕耳鸣,夜寐不宁,偶劳则心悸怔忡,脉来叁伍不调（心律不齐），多劳则一分钟歇止七八次之多。经上海某医院心电图检查，提示冠状动脉供血不足，诊为"冠心病"。证属谋虑过度，肝阴不足，肝阳偏亢，血不养心。治以补心养血，平肝化痰。

党参15g　丹参15g　麦冬9g　珍珠母30g　煅龙齿15g煅牡蛎30g　远志肉9g　柏子仁9g　白芍15g　竹茹9g　陈皮6g　炒米仁9g　3剂

二诊：药后心悸好转，脉仍叁伍一结，眩晕，胸闷，夜寐欠佳，仍宗原意。

党参15g　麦冬9g　杭菊6g　枸杞子9g　黑豆衣9g　夜交藤30g　远志肉30g　煅龙齿15g　煅牡蛎30g　柏子仁9g珍珠母30g　炒枣仁9g　陈皮6g　5剂

三诊：眩晕，耳鸣，心悸，脉缓，结脉偶见，夜寐较安。

党参15g　麦冬9g　丹参15g　白芍15g　珍珠母15g　远志肉9g　煅龙齿15g　煅牡蛎30g　煅磁石15g　茯苓神各9g

案二　吴某　男　50岁

初诊：萦思操劳，吸耗肾水，肾阴不足，肝阳上亢，经常眩晕，寐中辄有惊跳。近年来辛劳过度，营气不足，血不养心，心悸心慌，脉来叁伍不调。餐时或偶劳则一分钟脉来间歇十余次。多属本虚病深，气血不继。拟先益气养血，宁心安神。

吉林白人参8g　丹参15g　麦冬9g　制半夏9g　白芍15g煅龙齿15g　煅牡蛎30g　珍珠母30g　远志肉9g　柏子仁9g干菖蒲8g　茯苓12g　陈皮6g　5剂

二诊：药后心悸较缓，仍有叁伍不调，头晕胸闷。仍以前法加减。

35

吉林白人参8g　丹参15g　杭菊6g　夜交藤60g　煅龙齿15g　煅牡蛎30g　竹茹9g　陈皮6g　茯苓12g　远志肉9g　肥玉竹15g　珍珠母30g　5剂

三诊：心悸较宁，脉象偶有一结，眩晕已清，胃纳有增。拟再育阴潜阳，气血双调。

潞党参15g　丹参15g　麦冬9g　白芍15g　珍珠母30g　煅牡蛎30g　煅龙齿15g　竹茹9g　陈皮6g　茯苓12g　远志肉9g　柏子仁9g　制半夏9g　7剂

【按】心律失常属于中医的"心悸"、"怔忡"等范畴。如《医学正传》说："惊悸者，忽然若有惊，惕惕然心中不宁，其动也有时。怔忡者，心中惕惕然，动摇不静，其作也无时。"以上两例，以心悸为主症。吴某属心悸延久而进展为"怔忡"，病情较重。但皆由谋虑过度，耗伤阴液，心失所养，神不潜藏，故心悸不宁、夜寐不安。法当补心养血为主，方用人参、麦冬、丹参益气通脉，柏子仁、酸枣仁、远志安神宁心，配以龙齿、牡蛎、白芍、珍珠母平肝潜阳，竹茹、陈皮、茯苓兼以化痰和中。诸药合用，心神得以安宁。即《内经》所谓"虚则补之"之意。若不辨析，认为属气滞血瘀之证，而用行气化瘀之剂，则犯虚虚之戒矣。

冠 心 病

冠心病是西医的病名，属于中医"胸痹"、"真心痛"、"厥心病"、"心悸"等范畴。本病有虚有实。瘀血痰浊痹阻胸阳，阻滞心脉是其标实；心脾两亏，肝肾不足为其本虚。黄老认为该病因实而后致虚的较为多见，无论气滞或痰阻，均可使脉络不利，气血瘀滞。长期气血运行失畅，水谷精微不能充养五脏，致心脾气血渐虚，肝肾阴血暗耗，甚则阴损及阳，即表现为心肾阴虚之证。

案一　周某　男　63 岁

自 1969 年 11 月起，经常胸闷作痛，甚则放射至左肩背，经上海某医院检查，确诊为"冠心病"、"动脉硬化"。患者病情严重时，每天发作心绞痛达 4 次之多。今诊：胸闷气短，胸痛甚剧，胸痛时，心率 120 次/分，血压高达 230/120mmHg，苔白根黄腻，脉弦滑。此由胸阳不展，痰气郁阻，胸痹而痛所致。拟予温通上焦清阳，疏理膈间痰气。

全瓜蒌 15g　薤白头 9g　制半夏 9g　生紫菀 6g　白芍 12g
吴萸 1.5g　龙胆草 1.5g　陈皮 6g　枳壳 6g　白檀香 8g　茯苓 9g
桂花子 9g　7 剂

上药服后，胸痛大减，因胃纳不香，乃于原方中加省头草 9g，丹参 12g，砂仁 1.5g。续服 10 剂，胃纳转振，胸痛消失，心跳恢复正常。即守此方，连服 2 个月，病者恢复工作 1 年后才退休。

【按】该病例胸痛彻背，为痰气互痹之证。脉弦、脘痞为肝气横逆，胃失和降所致。故用瓜蒌、薤白宣痹通阳，白芍、吴萸、龙胆草、檀香、桂花子抑肝和胃，紫菀、半夏、陈皮、枳壳、茯苓开泄肺气而化痰浊。自始至终，基本未用补法，盖祛邪即所以安正是也。

案二　胡某　女　64 岁

素患心悸，已延十余载。常服天王补心丹，病情得以稳定，已有数年未曾大发作。今年六月，因劳累太过，加以情怀不畅，又觉气闷、心悸、心跳加快，严重时曾达 180～200 次/

37

分，胸痛甚剧。经我院心电图检查，诊断为"房颤"、"冠状动脉供血不足"。8月7日，心痛甚剧，心悸气逆，喘促交作。每夜须予吸氧治疗，一连半月病情有增无减。会诊所见：患者面色晦黯，口唇紫绀，舌边有齿痕，苔薄白，脉细数无序，心律不齐。因其根本已动，喘脱即在顷刻，急予补益心气，活血化瘀并治。

　　丹参15g　玉竹30g　炙紫菀4.5g　陈皮6g　吴萸1.5g 远志肉9g　桔梗5g　柏子仁9g　枳壳9g　广郁金9g　龙齿15g　珍珠母30g　3剂

　　另白人参末3g，参三七末1.5g，二味调服。

　　上药连服3剂，胸闷得舒，心悸气喘诸症亦减。不需再接氧气，乃以炙甘草汤加减继续调理。1月后，临床症状基本消失，出院回家休养，迄今未再复发。

　　【按】该病例十年来心悸，服补心丹而奏效，可知心气早亏。心气不足则胸阳不运，气郁而痰浊瘀血交阻，不通则痛。胸痛阵作，面色晦黯，口唇紫绀，乃心血瘀阻之证。故用人参、玉竹、远志以补心气；丹参、白芍以养心血；肺主一身之气，用紫菀、桔梗、陈皮、枳壳、郁金宣肺行气而化痰浊；用参三七以祛瘀生新。

　　案三　张某　男　63岁

　　患者曾于外地某医院确诊为"高血压"、"心脏病"、"动脉硬化"。1972年来我院就诊，症见眩晕欲仆，曾昏倒多次，心悸心烦，夜难成寐，苔白厚腻，脉弦滑，时有歇止（每分钟出现六七次）。此因心肾两虚，痰湿内阻所致。拟先平肝化痰，宁心益肾。

　　肥玉竹20g　丹参15g　珍珠母30g　炙紫菀5g　陈皮6g

制半夏9g　白芍15g　杭菊9g　茯苓12g　煅牡蛎30g　煅龙骨
30g　煅龙齿15g　干菖蒲8g　远志肉9g　5剂

服上药5剂后，心悸减轻。偶有歇止脉，夜寐渐安。续服
十剂，诸恙均减，歇止脉已不复现。乃依上法用丸剂调治，一
年多来病情基本稳定。

该病例为肝阳上亢，痰浊内阻，心神不宁。而心气亏虚，
肝阳不平，心神不能安宁，心气不得恢复，故用杭菊、牡蛎、
珍珠母以平肝潜阳，玉竹、远志补心气，丹参、白芍养心血，
菖蒲、陈皮、半夏、茯苓理气化痰。

案四　潘某　男　50岁

因胸痛持续不止，经我市某医院确诊为"冠状动脉粥样
硬化"、"心绞痛"，久治无效来我院门诊。据述半年来心悸心
痛，日夜不已。胸闷，嘈杂泛恶，夜不成寐，口腻，苔黄，脉
弦滑。此由痰气郁结，瘀阻不化。拟以理气行瘀，化痰和胃
论治。

川连1.5g　吴萸2g　老苏梗9g　赤芍9g　桔梗8g　生紫
菀6g　陈皮6g　白檀香20g　五灵脂9g　楂炭9g　生蒲黄6g
茯苓12g

【按】该病例用"左金"舒郁，"失笑"化瘀，佐以化痰
之品，以宣痹而通阳。服上药七剂后，胸痛等症皆有好转，续
服七剂，胸痛消失，已有数年未再复发。

黄老认为，"冠心病"是一种夹虚夹实的疾病，因此临证
不可偏执一端。应根据整体观念，了解患者的工作状况、生活
习惯、素体禀赋和临床见症，结合辨证论治，方能抓住关键，
有的放矢。据临证所见，患者中有的由肾阴不足，肝阳上亢，
导致心火内炽，痰浊痹阻；有的由于命火式微，而导致心阳不

足等。以所举四例验案来看，就各有其特点。如例一是以胸阳不展，痰浊郁阻为主要矛盾；例二以心气不足比较突出；例三肾虚肝阳上亢较为显著；例四是以肝郁气滞，瘀阻不化为主证，因而在治疗上应各有侧重。

从例一的证情来看，不能说毫无虚象，但以痰浊为主。故该例始终着重在通阳泄浊，理气化痰。祛邪即是扶正，邪去而正自安。据黄老经验，此例若早用补剂，不仅浪费药物，且恐滞气碍胃，有害无益。例二气逆喘促，虚脱即在目前，故虽兼有痰浊内阻之象，然而此际须救气脱亡危，治本为主，佐以化痰之品即可。例三结脉频见，多次昏倒，心肾两虚亦甚明显，然不平肝则心不宁，不化痰则眩不止，故立法以标而本之。例四属气滞血瘀，不通则痛，故予行气宣痹之法，而其痛自消。

中 风

中风病起急骤，以突然昏仆、不省人事，或口眼歪斜、言语不利、半身不遂等为主症。辨证原则有三：首辨病位浅深，邪中经络尚浅，邪中脏腑较深；次辨邪正虚实，闭证属实，脱证属虚；三辨标本主次，风、火、痰三者偏胜为标，精气阴血不足为本。大致治法：中经络者宜平肝息风，化痰通络；中脏腑者，其闭证需开，脱证宜固，临床以闭证多见。对闭、脱证当同时采取中西医二法急救。

案一 宋某 男 55岁

初诊：顷刻突然左半手足不遂，口眼歪斜，舌强语謇，神识时清时昧，舌苔黄腻，脉大而数。血压 220/140mmHg，血胆固醇 9.065mmol/L。证属腑络被阻，而风、火、痰内扰，中风涉危，急以清肝息风，豁痰开窍，以冀万一。

羚羊角粉 0.6g　濂珠粉 0.6g，二味调化先服。

杭菊花 6g　钩藤 9g　制半夏 9g　天竺黄 9g　僵蚕 6g　干菖蒲 6g　炒白芍 15g　代赭石 20g　茯苓 12g　竹茹 9g　陈皮 6g　1 剂

二诊：神呆不语，舌强流涎，左半身不遂，脉弦滑。血压 220/120mmHg。证属痰湿阻络，清窍被蒙，病情仍在波动中，有昏厥之变。

羚羊角粉 0.6g，小儿回春丹 5 粒，研末开水化服。

杭菊 6g　僵蚕 9g　钩藤 9g　干地龙 6g　干菖蒲 6g　远志肉 9g　茯苓 12g　竹茹 9g　陈皮 6g　天竺黄 6g　全当归 9g　怀牛膝 15g　3 剂

三诊：神情较清，舌虽略强，已不流涎，稍能增进流质食品，小溲黄少，大便未下。血压 180/105mmHg。拟再平肝息风，兼化痰湿。

杭菊 6g　制半夏 9g　代赭石 30g　竹茹 3g　陈皮 6g　茯苓 12g　珍珠母 30g　干菖蒲 9g　焦芩 9g　钩藤 9g　白芍 9g　泽泻 9g　3 剂

四诊：神识已清，血压渐降（170/100mmHg），胃纳较振。左半身不仁及言语謇涩症状逐渐好转。自觉眩晕，耳鸣目花。左脉细软，右部弦滑。痰浊渐化，原系阴虚阳亢之体，拟再益阴潜阳，兼化痰湿。

杭菊 9g　制首乌 15g　白芍 15g　珍珠母 30g　决明子 20g　煅牡蛎 30g　茯苓 12g　泽泻 12g　竹茹 12g　陈皮 6g　僵蚕 6g　制半夏 9g　5 剂

该例随访 4 年中偶有肝阳眩晕，手足酸麻，胃脘不舒，常以中药调理而释。目前患者精神转佳，体力增强，已能单独上下楼梯，且可步行至 2 里外的公园散步。

案二　杨某　男　51 岁

初诊：肝厥已成类中，风火相煽，痰随气升，神蒙不语已 5 日，牙关紧闭，四末振动，脉促数无序，厥脱之忧，危在顷刻。勉拟平肝息风，豁痰开窍，以作背城一战。

羚羊角粉 1.2g，濂珠粉 0.6g，至宝丹 1 粒，分 3 次鼻饲。

杭菊 6g　钩藤 9g　天竺黄 12g　制胆星 1.5g　生白芍 20g　煅牡蛎 30g　石菖蒲 6g　茯苓 12g　1 剂

二诊：偏中为风、火、痰交阻，脏液空虚，左手足不用，药后神识略清，语言错杂，小溲自遗，大便不通，脉软弦数，舌糙尖绛。其风为浮游之风，其火为无根之火，无非系水不涵木使然也。病情仍在波动中，殊虞药石难挽。

干首乌 30g　杭菊 6g　钩藤 9g　天竺黄 9g　白芍 15g　龙齿 15g　煅牡蛎 30g　干菖蒲 6g　僵蚕 6g　茯苓神各 12g　陈皮 6g　3 剂

三诊：迭投息风豁痰开窍之剂，今晨神识较清，已能自己张口饮汤。至于舌强语謇，手足不仁，乃气虚痰阻于心脾之络。拟再平肝息风，化痰通络。

杭菊 6g　钩藤 9g　天竺黄 6g　僵蚕 9g　干地龙 6g　竹茹 9g　陈皮 6g　制半夏 9g　白芍 15g　干菖蒲 6g　茯苓 12g　珍珠母 30g　全当归 10g　5 剂

四诊：神识已清，左半身不遂、言语謇涩较前改善。左脉细软，右部弦滑。拟再息风涤痰，祛瘀通络，略佐扶正之品以调理之。同时配合针灸并治。

台参须 8g　全当归 9g　首乌藤 30g　杭菊 6g　钩藤 9g

干菖蒲 6g　制半夏 9g　竹茹 9g　陈皮 6g　白芍 15g　茯苓 12g
僵蚕 9g　干地龙 6g　5 剂

五诊：口眼偏左歪斜，旬日来逐见改善，无如左半身不遂，麻木牵强，进步较慢，两脉细数。此系虚风夹痰湿痹络，偏废之证，理之非易。

羚羊角 0.3g（另服）　制首乌 15g　杭菊 6g　防己风各
9g　全当归 9g　钩藤 9g　白芍 15g　豨莶草 30g　白鲜皮 15g
怀牛膝 15g　秦艽 9g　白僵蚕 9g　干地龙 6g　干菖蒲 6g　陈
皮 6g　5 剂

六诊：口眼歪斜，左手足不遂，麻木牵强，均已好转。惟仍眩晕、耳鸣，目糊。证属肾阴久虚，风阳上逆，拟再养阴以息风阳，化痰以调脾胃。

杭菊 6g　制首乌 20g　全当归 9g　白芍 15g　制半夏 9g
竹茹 9g　陈皮 6g　钩藤 9g　黑豆衣 9g　珍珠母 30g　煅牡蛎
30g　鸡内金 9g　7 剂

服此药时胃纳已振，神情已清，乃回上海服药调治。嗣后每月由其爱人来苏转方调治。迄今已 20 年，患者已能持杖行走，管理家务。

【按】《金匮翼》云："中风之病，其本在肝"、"以贼风邪气所中者为真中，痰火食气所发者为类中"。黄老认为，西医学中的高血压、脑血栓形成出现的神识不清、半身不遂等症相当于中医所称因痰、火、食、气所发的类中。"风气通于肝"，"诸风掉眩，皆属于肝"，痰、食、气郁久化火，扰动肝阳，发为内风，风火相煽，可导致内闭外脱之严重后果。中风有脏腑经络浅深之异，以上两例当属中腑之证。

欲息其风，当先平肝。药用羚羊角、钩藤、僵蚕、地龙、杭菊等品皆为平肝息风要药。开窍通络，必须化痰，盖痰浊内蒙心窍，则神识不清，而舌强语謇、口眼歪斜、半身不遂皆与痰浊壅阻于经络有关。况痰与风、痰与火常相并为患，故治类中，化痰实为要务。黄老常借用小儿回春丹以化痰开窍，确有一定疗效。

消 渴

消渴是以多饮、多尿和消谷善饥为主症的病证，可能包括西医所称的糖尿病等内分泌疾患。本病主要是由于肺胃郁热，消耗阴液，中气亏损，肾气不足所引起。多与情志、纵欲、嗜酒、过食肥甘煎炸有关。其病理变化一般不外阴虚和燥热两个方面，黄老主张以养阴生津、润燥清热为主。

案一 任某 女 58 岁

初诊：患消渴病 3 载，口渴溲多，眩晕目花，血压偏高，气闷嘈杂。实验室检查：血糖 14.65mmol/L，尿糖（＋＋＋）。法宜甘寒益阴，兼清胃火。

桑叶 6g 菊花 6g 石膏 20g 女贞子 30g 旱莲草 30g 花粉 9g 山药 15g 玉米须 30g 竹茹 6g 陈皮 6g 茯苓 12g 7 剂

二诊：眩晕较减，气闷嘈杂，自汗涔涔，时有风疹作痒。拟再益阴清热，佐以祛风利湿之品。

桑叶 6g 菊花 6g 女贞子 20g 旱莲草 20g 花粉 9g 山药 15g 当归 9g 地肤子 15g 玉米须 30g 川连 2g 玉竹 20g 忍冬藤 20g 7 剂

三诊：药后症状稳定，检查：血糖 10.323mmol/L，尿糖

（＋）。拟以润肺益肾，清热生津之法，丸药调摄。

杭菊20g　枸杞子30g　制首乌90g　女贞子90g　旱莲草90g　全当归60g　怀山药90g　玉竹90g　天花粉90g　川石斛30g　黑豆衣60g　炒白芍60g　熟黄精60g　天麦冬各45g　肥知母45g　茯苓60g　丹参45g　怀牛膝60g　甘草15g

上药共研细末，用玉米须150g，忍冬藤150g煎汤，加入蜂蜜半斤，炼后泛丸，早晚各服9g。另将猪胰子4只，烘干炙灰，每天服0.6g。

四诊：复查血糖6.937mmol/L，尿糖（－），胆固醇5.35mmol/L。经服丸剂后，诸症悉已改善，心悸得宁，原来睡眠每夜仅三四小时，刻已能安睡七小时，大便燥结三四日一行，目前亦转正常。胃纳一般。惟尚觉轻微眩晕，目花且糊，口干苔黄。前方既效，故嘱以上丸方再服一料。迄今多年，消渴从未复发。

【按】本病大致因阴虚燥热成病。但阴虚与燥热往往互为因果，由于阴虚而热甚，热甚则阴更伤。其始虽异，其终则同。黄老施治，以甘寒清热为先，继以丸剂参入益肾补阴之剂巩固。以求滋其化源而其病易愈。

案二　郎某　女　50岁

初诊：患消渴病3年，口渴溲多，眩晕目花，带下绵绵，夜寐欠佳。此系阴虚阳亢，兼有湿热内蕴。拟先育阴清热，兼以化湿。3年来持续尿糖（＋＋）。

杭菊6g　枸杞子9g　黑豆衣9g　煨石膏15g　茯苓9g　白芍15g　花粉12g　玉米须30g　川连1.5g　生牡蛎30g　10剂

二诊：药后尿糖（＋），眩晕目花，神疲口干，带下绵

45

绵，脉细数。证属肾阴久虚，肺胃热灼，阴津被耗。拟再育阴、清热、化湿。

杭菊6g　枸杞子9g　黑豆衣12g　女贞子15g　旱莲草15g　侧柏叶9g　珍珠母30g　茯苓12g　玉米须20g　丹皮9g　玉竹15g　花粉15g　煅牡蛎30g　10剂

同时加用猪胰子4只，烘干炙灰，早晚各服0.3g；鸡内金末，早晚各服0.9g。

【按】服药以来，尿糖一直阴性，血糖降至9.435mmol/L。本例患者素体阴亏，五脏柔弱。由于劳累太过，致津亏液耗，肾阴被伤。肾失固摄，精微流失，则长期糖尿。阴虚又导致肺胃热灼，湿热下趋，则带浊绵绵，进而更耗肾阴。治疗从标及本，方取清热完带，益阴生津。配以民间单验方猪胰炙灰调服而获好转。

案三　查某　男　51岁

患消渴病逾3年，口干溲多，眩晕气闷，嘈杂善饥，腰肢酸楚。检查：尿糖（＋＋）～（＋＋＋＋），血糖8.88mmol/L。证属肾虚津亏，肺胃热盛。拟先益阴滋肾，清热生津。

杭菊6g　枸杞子12g　黑豆衣12g　女贞子15g　旱莲草15g　侧柏叶9g　珍珠母30g　牛膝炭15g　茯苓12g　玉米须30g　玉竹15g　花粉15g　丹皮9g　煅牡蛎30g　10剂

药后检查：血糖4.995mmol/L，尿糖（－）。

【按】脉症互参，其三多症状往往同时并存。只是孰轻孰重，表现有所不同。方以枸杞子、玉竹、黑豆衣、女贞子、旱莲草滋肾益阴；花粉、丹皮、侧柏、茯苓清热润肺。服药10剂，初见疗效，因未随访，近况不明。

血　证

凡血液不循常道，上溢于口鼻诸窍，下出于二阴，或渗出于肌肤的疾患，统称血证。就临证所见，出血属热者较多，属虚寒者乃属少数。如《景岳全书》云："动者多因于火，火盛则迫血妄行。损者多因于气，气伤则血无所藏。"

鼻　衄

若伴有鼻塞苔白，属于风邪外袭，湿热内蒸，治以散风、清热、凉血。

荆芥6g　桑叶6g　丹皮9g　茅针花9g　赤芍9g　茜草炭9g　焦芩9g　川牛膝12g　藕节炭12g　茯苓12g　蒲黄炭9g

另蒲黄炭、槐花炭各12g，研末塞鼻。

如鼻血不止，出现昏晕严重现象，称之"鼻洪"，急予犀角地黄汤加减，凉血止血以救急，外用冷水毛巾盖额。民间尚有土法，取井畔青苔少许，先在冷开水中洗净，塞鼻内直至以鼻不能呼吸，只能以口呼吸为度，用以止血有效。本市府前街有一邓某，经用此法治疗而愈。

属于阴虚火旺之鼻衄，其证如鼻衄延久，眩晕腰酸，水亏而虚火上炎，载血逆行。当治以清热凉营，益阴以制其阳。

细生地15g　白芍12g　女贞子16g　旱莲草15g　茜草炭9g　白茅根30g　茯苓12g　牛膝炭12g　藕节炭12g　石膏15g　甘草3g

另以蒲黄炭、槐花炭各12g，研末塞鼻。

齿衄（牙宣）

临床上较为多见，辨证仍有虚热和实热之分。治疗以清热养阴，凉血止血为主要方法。对血小板减少症引起的，属于肾阴不足、虚火上炎者，以玉女煎加牡蛎、茜草、牛膝炭等清胃益阴，引火下行。同时，还可加入仙鹤草、血余炭以协同止血。

另用小蓟炭、蒲黄炭各12g，研末涂牙龈。以淡盐汤漱口，切忌用牙刷刷牙。

丁某　女　成年

齿龈渗血已久，乃肾阴不足，虚阳上亢，虚热蕴于胃络，此为牙宣重症。拟玉女煎加减，育阴以制其阳。

生地15g　白芍15g　石膏20g　麦冬9g　茯苓9g　知母9g　甘草3g　茜草炭9g　牛膝炭9g　生牡蛎30g　5剂

药后好转，继服10剂，半月后大效。

另以小蓟炭12g，蒲黄炭12g，研末，分次涂齿龈。用法：先以棉花蘸淡盐汤洗牙，然后将药末涂于牙龈渗血处。1小时后，再以盐水棉花清洗牙齿，再次涂上药末，刷牙不能用牙刷。

【按】此例为肾阴亏，胃火盛证。阳明热炽，上循其络，络损血溢为牙宣。方中石膏清胃火之有余，为主药；生地滋肾水之不足，为辅药。二药合用，是清火而又壮水之法。知母苦润，助石膏以泻火清胃；麦冬甘润，协地黄以养阴滋液，均为佐药。二药合用，苦甘又能化阴。牛膝导热引血下行，以降上炎之火，而止上溢之血，为使药；加牡蛎、白芍、茯苓、茜草等合而为清胃滋阴之剂，对水亏火盛所致的上述诸症甚为适合。局部患处用小蓟、蒲黄炭研末涂之，其性凉血清热，以助止血，简便且验。

咯 血

咯血不外乎风热伤肺、肝火犯肺、阴虚火旺三种类型。

基本方：沙参12g　麦冬12g　百部9g　女贞子15g　墨旱莲15g　茅针花9g　知母9g　血余炭9g　竹茹9g　陈皮4.5g

加减：咳嗽，加蛤壳30g，款冬花9g；热重，加焦芩9g，白芍12g，黛蛤散30g；虚热久恋不退，加地骨皮9g，白薇前各9g，十大功劳叶30g；咯血多，加川贝末9g，白及末9g，用二至丸30g煎浓汁；大便干结，加天花粉15g，知母9g。

案一　尤某　男　33岁

初诊：自诉1960年因积劳咳嗽而吐血盈口，曾经X线查肺无活动性病灶，再作支气管碘油造影为正常。数月来一直咯血，时作时止，痰中从未断血，时有大量吐血，多至200ml以上。中西医多方面检查，右肺下叶略有炎症。经抗生素治疗仍吐血不断。曾回宁波休养两月，痰血依然未尽。面部升火，五心烦热，气闷嘈杂。诊其脉左弦右滑，舌苔黄腻，渴不多饮。良由燥热内蕴，肝阳偏亢，肺络为阳邪所伤而吐血频作。拟先平肝和络，清养肺胃。

桑叶6g　炙紫菀5g　南沙参9g　黑豆衣9g　白薇前各9g　桔梗5g　藕节炭9g　仙鹤草15g　茅针花9g　血余炭9g　广郁金9g　茯苓9g　10剂

另二至膏 120g，开水冲服。如无二至膏，可用二至丸 30g 加糖适量煎浓汁，川贝末 1.8g，白及末 1.8g，分二包，早晚各服一包。

二诊：服上药 10 剂，咯血已减其半，咳少气闷，胃纳不香，大便燥结难下。此系肺胃络损日久，尚有痰浊未化，因而通降失其常度。拟再养阴清肺，润燥化痰，丸剂调摄以兼顾标本。

南沙参 90g　天麦冬各 45g　生地 90g　川贝 30g　白及 30g　炙紫菀 30g　桔梗 20g　墨旱莲 60g　女贞子 60g　白芍 60g　茜草炭 60g　丹皮炭 30g　玉竹 30g　茯苓 30g　煅牡蛎 90g　黑豆衣 90g　杏仁霜 30g　瓜蒌霜 30g

上药共研细末，用真蜂蜜一斤炼后泛丸，早晚各服 9g。

服丸剂两料后，病情已趋稳定。经一年后随访，吐血未曾复发，精神转佳，已能参加工作。

【按】本例属于燥热咳嗽，损及阳络，引起咯血，宜用清燥润肺之法。但因日久不愈，肺失清肃，肝火上扰，故脉左弦右滑，大便燥结，必须参入清金制木之品，如桑叶、黑豆衣、白芍、丹皮、瓜蒌霜等，使火降而血自止，服药后病情减轻，改为丸剂常服而愈。

案二　汪某　男　40 岁

初诊：素患结核病，近因发热颇高，咳喘气逆胁痛，热伤肺络，吐血盈口，数日不已。曾用犀角地黄汤，尚未止血。遂以清肺化痰，凉血泄热之方。

南沙参 12g　麦冬 9g　炙紫菀 4.5g　桔梗 5g　赤芍 15g　茅针花 9g　血余炭 9g　焦芩 15g　茯苓 12g　生蛤壳 30g　竹茹 9g　陈皮 3g　藕节炭 12g　2 剂

另：白及末 2g，川贝末 2g，分两包，早晚各服一包，蚕豆花露半斤，温热冲服。

服上药两剂，吐血减少至痰中带血。后再服清肺凉血之剂，逐渐好转而愈。

【按】本例咯血属于风燥伤肺，热伤肺络所致。经投清营解热之重剂犀角地黄汤，血仍未止，故改取以退为进法。方用沙参、麦冬养阴清肺，紫菀、桔梗宣肺泄热，茅针花、血余炭、藕节凉血止血，再加黄芩、蛤壳、赤芍、竹茹等清肺宁络；川贝末、白及末、蚕豆露润燥凉营止血。诸药协同合用，咯血渐止而安。黄老认为，凡体质弱者，宁可再剂，不可重剂。

便血（痔血）

王某　男　成年

初诊：据述过去曾因十二指肠球部溃疡而胃切除五分之四。血压时高时低（高时 220/120mmHg，低时 90/50mmHg），波动不稳定。经常眩晕目花，气闷嘈杂，小溲次多量多，痔垂，便血量多，已一年不止。出血过多，体弱形瘦，行动无力。检查血常规：血红蛋白 65g/L，红细胞 3.04×10^{12}/L。良由脾胃损伤，以致营血循行失常。当拟益气和营，佐以止血。

杭菊 6g　枸杞子 9g　炙升麻 1.5g　太子参 15g　肥玉竹 15g　女贞子 15g　旱莲草 15g　防风炭 15g　槐花炭 15g　地榆炭 12g　白芍 15g　菟丝子 12g　煅牡蛎 30g　茯苓 15g　茜草炭 15g　血余炭 9g　5 剂

二诊：药后便血已减其半。出血过多，虚阳偏亢，眩晕目花，心悸少寐，溲数。拟再前法之中，参以益阴养肝之品。

太子参15g　杭菊6g　枸杞子12g　女贞子15g　旱莲草15g　菟丝子12g　炙龟板15g　煅牡蛎30g　白芍15g　地榆炭15g　槐花炭12g　侧柏叶12g　茯苓12g

经随访，患者服中药20剂后，便血基本消失，精神食欲转振，已恢复工作。

【按】便血一证，中医有远血、近血之分。《景岳全书》指出："血在便后来者，其来远，远者或在小肠，或在胃。"又说："血在便前来者，其来近，近者或在广肠，或在肛门。"此例为近血，亦称肠风，其实多属痔血。临床常取槐花散合地榆散同用，有凉血止血之功。

发　斑

案一　王某　男　25岁

初诊：于1957年7月1日始，中上腹部疼痛，时泛酸水。皮肤、手臂、两足出现紫斑，不痒。7月6日住某医院治疗。以后，仍诉上腹部闷胀，便溏日有数次。有时血便，有时纯血性水样便，或褐色大便中带有血液。检查：血压150/100mmHg，血红蛋白30g/L，红细胞计数1.6×10^{12}/L，白细胞计数大于10×10^9/L（最高17.15×10^9/L），中性粒细胞百分比亦相应增加（最高增至97%），血小板80×10^9/L，出血时间0.5～1分钟，凝血时间3分钟，红细胞渗透脆性试验开始溶血0.4%、完全溶血0.28%，血钙1.87mmol/L，非蛋白氮39.98mmol/L，血块收缩时间6小时，尿常规检查：蛋白质少许～（+），颗粒管型（+）～（++），白细胞少许～

（+），骨髓涂片无异常发现。胃肠道钡剂造影检查结果：通过空肠迅速，空肠成分段状有膨胀肠圈，有狭窄肠圈，膨胀空肠呈弹簧状。诊断为过敏性紫癜症。

经住院连续使用止血剂、抗生素，静脉滴注促肾上腺皮质激素，大量输液、输血等积极治疗，见效甚鲜。患者日见消瘦萎顿。乃于7月18日邀黄老会诊。辨证：血热壅盛，耗阴动血。方取犀角地黄汤加减。

犀角粉0.6g（吞服）　鲜生地30g　丹皮9g　白芍15g
生石膏30g　仙鹤草30g　槐花炭15g　阿胶珠9g　银花炭15g
茯苓12g　竹茹9g　2剂

二诊：药后手足紫斑依然，大便昨转黄色，口腻苔黄，脉濡数。拟育阴凉血，化瘀解毒。

犀角粉0.6g（吞服）　丹皮6g　阿胶珠9g　鲜生地30g
仙鹤草15g　槐花炭9g　生石膏30g　银花炭9g　茯苓12g
竹茹9g　2剂

三诊：药后紫斑渐淡。惟脘闷，口腻，苔黄，便溏带血，再守前意加减。

犀角粉0.3g（吞服）　阿胶珠9g　鲜生地20g　龟板15g
槐花炭9g　银花炭12g　丹皮炭9g　仙鹤草15g　鸡内金9g
茯苓12g　白芍15g　5剂

其中2剂用犀角，3剂除犀角。

四诊：紫斑逐退，口腻苔黄，时觉嘈杂，得食少腹作胀，便溏带红。证属血热壅盛，迫伤肠络。再拟凉血清热厚肠。

生石膏30g　黑山栀9g　鲜生地15g　牛角䚡15g　丹皮9g　槐花炭9g　川连3g　龟板15g　仙鹤草15g　银花炭12g
阿胶珠12g　5剂

五诊：胸闷较舒，口腻苔黄，便血已止，下肢紫斑未退，便溏，小溲赤少，拟再原法出入。

鲜生地 15g　丹皮炭 9g　阿胶珠 9g　赤白芍各 12g　银花炭 15g　黑山栀 9g　茜草炭 9g　山楂炭 9g　仙鹤草 15g　茯苓 15g　生石膏 30g　4 剂

六诊：斑点渐见减退。惟今晨大便曾见血块 2 次。乃血热未清，肠络内损未复也。

鲜生地 15g　丹皮炭 15g　黑山栀 9g　龟板 15g　槐花炭 15g　阿胶珠 9g　仙鹤草 15g　茜草炭 15g　地榆炭 12g　银花炭 9g

七诊：紫斑渐退，便血时有时无，口腻苔黄，脉濡数。再守清热凉血法。

犀角粉 0.5g（吞服）　鲜生地 30g　生石膏 30g　丹皮 9g　槐花炭 9g　茯苓 12g　银花炭 9g　赤芍 12g　黑山栀 9g　阿胶珠 9g　2 剂

八诊：近 5 日来未见便血，下肢隐有紫斑，微痒。气闷，口腻，苔白根黄，脉细弦，溲少便难。此系营分蕴热，兼有风邪。拟再前意增删，参入散风清热之品。

桑叶 9g　丹皮 9g　防风炭 9g　银花炭 9g　地榆炭 9g　槐花炭 9g　茯苓 12g　山楂炭 15g　大腹皮 9g　车前子 12g（包）

九诊：病情转轻，于 9 月 21 日出院。停用西药，单服中药。

防风炭 9g　丹皮炭 9g　桑叶 9g　银花炭 9g　赤白芍各 9g　槐花炭 9g　大腹皮 9g　阿胶珠 9g　茯苓 12g　车前子 12g（包）　茜草炭 12g　鲜生地 15g　4 剂

十诊：两腿紫斑渐退，口腻苔黄，近以略食荤腻食物，便

54

泄腹痛，溲赤而少。拟再清热凉血，兼理脾胃。

防风炭 9g　丹皮炭 9g　桑叶 6g　银花炭 9g　山楂炭 15g
麦芽 9g　大腹皮 9g　鸡内金 9g　茯苓 12g　仙鹤草 15g　阿胶
珠 9g　茜草炭 9g　车前子 12g（包）　　5 剂

十一诊：斑点渐退，气闷嘈杂，便溏不实，血热之质，脾
运失职。拟再清热凉血运脾。

川连 1.5g　丹皮炭 12g　黑山栀 9g　银花炭 9g　仙鹤草
15g　山楂炭 15g　鸡内金 9g　茯苓 15g　车前子 12g（包）
槐花炭 9g　阿胶珠 9g　5 剂

十二诊：停药一阶段，精神转佳，斑点渐退，口腻苔黄，
脉濡数。惟感脘部得食作胀。病延日久，屡生波折，故以丸剂
缓图。

丽沙参 20g　丹皮炭 20g　防风炭 15g　阿胶珠 30g　槐花
炭 30g　鸡内金 20g　白芍 30g　仙鹤草 30g　白及末 20g　银
花炭 30g

上药共研细末，水泛为丸，早晚各服 6g。

服丸药 20 天后，精神日见好转，未再发现紫斑便血。续
服丸药，以善其后。处方加砂仁 15g，服法同上。

于 1959 年 9 月 27 日随访，见其身体健康，精神亦佳，偶
劳发现紫斑少许，但迅速隐没，一直上班工作。

【按】此例为重症过敏性紫癜症，中医属于"发斑"。在
巢氏《诸病源候论》中曾有记载："斑毒之病是热气入胃，而
胃主肌肉，其热毒蕴积，毒气熏蒸于肌肉……"从所见斑点
大都发于四肢外侧、苔黄脉数、便色褐黑、小溲赤少等见证来
看，病属阳属热。在病因上既有血热，也有风邪。其紫癜出没
无常，第一批刚刚消退，第二批骤又出现。风者，善行而数

变，此种隐显无常，也是风的特点。该例患者并有大量便血，乃血热壅盛，迫伤肠络之故。亟当清热解毒，凉血厚肠，取犀角地黄汤合黄连阿胶汤加减。待便血止后，紫癜复现时，稍稍参入散风清热之品，以除其余邪，病遂渐愈。

案二　邓某　女　32 岁

初诊：据述经某医学院附院诊为血小板减少性紫癜症。由于素体气血两虚，操劳过度，胃气内虚，三焦无根之火游行于外，四肢紫斑满布，时有牙龈渗血。拟先滋阴凉血，清热和血。

细生地 15g　丹皮 9g　白芍 15g　仙鹤草 15g　竹茹 9g　银花炭 9g　牛角腮 15g　黑山栀 9g　5 剂

二诊：紫斑渐退，眩晕心悸较减。夜寐多梦，牙龈渗血未止，拟再原法进退。

杭菊 6g　女贞子 15g　旱莲草 15g　当归炭 9g　牛角腮 15g　炒白芍 15g　远志 9g　牛膝炭 15g　仙鹤草 30g　茯苓 12g　丹皮 9g　竹茹 9g　陈皮 6g　夜交藤 30g　5 剂

三诊：紫斑渐退色淡，无如血虚之火上炎，牙龈肿痛，略有渗血，头痛眩晕，火升面红，脉濡软带数，口腻苔黄。再拟滋不足之阴，以清其浮游之火。

细生地 15g　丹皮 9g　白芍 15g　生石膏 30g　女贞子 15g　地榆炭 15g　茅针花 9g　茯苓 15g　牛膝炭 15g　仙鹤草 15g　煅牡蛎 30g　7 剂

四诊：紫斑已退，牙龈渗血亦止。惟血虚阳升不平，头胀眩晕，耳鸣，心悸，少寐。再拟玉女煎加减以制其阳。

细生地 15g　生白芍 15g　麦冬 9g　茯苓 15g　生石膏 20g　夜交藤 30g　仙鹤草 15g　竹茹 9g　陈皮 6g　甘草 3g　知母 6g

玉竹15g　5剂

服药5剂后，紫斑已退。偶劳略有牙龈渗血，眩晕神疲，拟丸剂调治。二至丸、归脾丸各180g，夜服二至丸9g，早服归脾丸9g。

一个月后随访，已恢复半天工作，20年来从未复发。

【按】发斑一证，总以热证居多，但临证治疗须分清虚实。也就是说虽同为血热，却有实热和虚热之分。如前例属实热，为过敏性紫癜；后例属虚热，为血小板减少性紫癜。实热应去有余之火，虚热则滋不足之阴，不过两者都需辅以止血之剂。

痹证（附：漏肩风）

《内经》云："风寒湿三气杂至，合而为痹。"日久失治，客于经络，营卫失调而致关节酸痛，亦即近代所称之"关节炎"之类的疾病。

黄老在临证中比较注意患者的职业。如近水渔民、下乡参加劳动者、丝厂女工等，都容易感受风寒湿邪。但同样风寒、风湿，用药则不相同。如一般风寒轻者，用独活寄生汤加苏藿梗、豨莶草之类；风寒重者，以独活寄生汤合麻黄附子细辛汤加减。关节炎有咽痛者，偏于清热化湿法，以三藤奇妙饮加减，即鸡血藤、海风藤、忍冬藤、豨莶草、晚蚕砂、桔梗、生甘草、桑寄生、威灵仙，牛膝、五苓之辈。血虚者加当归；久病脉缓、苔白腻，属虚者，加红参须、肉桂、附子。又凡上肢关节酸痛，属痰湿阻络者，以指迷茯苓丸去元明粉加片姜黄、桑枝、制半夏、天仙藤、威灵仙、当归（注）；凡下肢关节腰膝酸痛，属肝肾不足者，以独活寄生汤加鹿衔草、虎杖、络石藤、川牛膝等；痛甚者加炙乳没；历节风有发热者，三藤饮加桂枝、生石膏；关节炎合并劳损、腰椎肥大性改变者，加山奈、白芷、骨碎补、补骨脂、桑寄生。同时亦常采用丸方并治，经服每获成效。

桂枝30g　当归60g　红花20g　山奈90g　白芷15g　细辛15g　羌独活各30g　桑寄生60g　广木香30g　补骨脂30g　骨碎补30g　络石藤60g　陈皮30g　牛膝30g　威灵仙30g　炙乳没各15g　片姜黄30g　六曲30g　参三七15g

上药共研细末，用鸡血藤150g，鹿衔草150g，二味煎汤泛丸，丸如梧桐子大，每日18g，早晚分服。

该方出自40年前的民间秘方。药用山奈、白芷、细辛、桑寄生、乳没、六曲、当归、红花。经黄老加味用于临床，确有效验。如某例患腰椎肥大，腰痛剧烈，服该方一料即减轻。1955年，外地一杂技演员，跌伤后又受风寒，致得此病，服该方后，来函告愈。

注：治漏肩风亦用此方。

慢性肾炎（附：尿毒症）

西医所指的慢性肾炎，大都包括在中医"水肿"病范畴。其病机常与肺、脾、肾三脏有关。《景岳全书》："凡水肿等证，乃肺脾肾三脏相干之病。盖水为至阴，故其本在肾；水化于气，故其标在肺；水惟畏土，故其制在脾。"黄老擅长"从肺治肾"，在处方中常参用宣肺利水、疏邪利湿之品，亦能取得一定的效果，不失为治疗肾炎之一法。

案一　沈某　男　14岁

初诊：肾炎病史已达9年，面浮跗肿，气闷，口腻苔白，尿常规：蛋白（＋＋），颗粒管型少许，红细胞（＋），白细胞少许。证属肾虚湿热内蕴，治以疏邪清热化湿。

川草薢15g　白薇前各9g　苏子9g　小蓟草15g　茯苓皮12g　冬瓜皮15g　香橼皮9g　土藿香9g　瞿麦9g　防己风各6g　玉米须30g　车前草30g　白茅根30g　7剂

二诊：相隔一月，尿常规示蛋白少许，白细胞（－），红细胞（－）。

防己风各9g　桑叶6g　小蓟草15g　川草薢15g　茯苓皮12g　冬瓜皮9g　苍耳子9g　土藿香6g　桔梗5g　车前草20g　白茅根20g　玉米须20g

三诊：尿常规示蛋白少许，红细胞（＋＋），白细胞极少。肾炎延久，湿蕴不化，小溲黄少。拟益肾清热化湿为治。

土藿香9g　桑叶皮各6g　白薇前各6g　小蓟草20g　苏子9g　河白草9g　茯苓皮12g　土茯苓15g　车前草20g　萹蓄20g　瞿麦15g　白茅根30g　玉米须30g　川草薢15g　5剂

四诊：尿常规示蛋白微量，脓细胞极少，红细胞（－）。继续前方加减。另服六味地黄丸，每日10g。

五诊：患者素有鼻炎史。近时新感，头晕，鼻塞，流下浊涕，口腻，苔白中黄，夜不安寐。此系风邪痰湿上蒸，拟再疏风化痰宁神。

土藿香9g　桑叶9g　薄荷3g　苍耳子9g　生米仁15g　竹茹9g　陈皮6g　合欢花9g　茯苓15g　车前草30g　玉米须30g　白茅根30g　制半夏9g　7剂

【按】本例患者因浮肿、血压高，尿常规示蛋白、红细胞均（＋＋），在六岁时患急性肾炎。经治疗半年后，尿检正常，浮肿消退。但嗣后每在上感、扁桃腺炎发作时，尿检仍以蛋白、红细胞为主。亦曾诊为慢性肾炎。发热时用抗生素，未用激素类药物。经黄老辨证认为，卫表不固，外邪易袭，湿热内蕴，久则伤肾。拟以轻泄疏邪，清热分利，参以益肾之品图治，肾炎基本缓解。

案二 韩某 男 24岁

初诊：患慢性结肠炎数年，便下溏薄不实，一日数次。1974年因浮肿、尿少，尿常规示蛋白阳性，某医院诊断为慢性肾炎，经中西医治疗后痊愈。1976年初因劳累过度，旧疾复发，面目浮肿，腰酸乏力，纳差，口腻苔黄，脉细濡，小溲赤少。尿检：蛋白（＋＋＋＋），红细胞（＋＋＋）。证属脾肾两虚，湿蕴不化。拟先疏邪运脾，分化湿热。

川草薢15g 苏藿梗各9g 小蓟草30g 苏子9g 荠菜花20g 萹蓄15g 瞿麦15g 河白草9g 车前草30g 泽泻9g 白茅根30g 玉米须20g 石韦30g 7剂

二诊：尿检蛋白（＋＋），白细胞少许，红细胞（＋＋），颗粒管型少许。小溲黄少，有时混浊，口腻，舌苔腻，胃纳不香。此系肾炎延久，脾湿内阻。拟再疏邪运脾，清热化湿。

川草薢15g 土藿香9g 桑叶6g 苏子9g 白薇前各9g 小蓟草20g 石韦30g 河白草9g 扁豆衣9g 广木香3g 茯苓皮15g 土茯苓9g 香橼皮9g 7剂

迭进疏邪运脾、清热化湿之剂，小便畅利，浮肿消退，症状大减。

三诊：尿常规示蛋白少许，红细胞（＋）。浮肿得退，小溲转畅。惟神疲乏力，脘闷腹胀，口腻，苔白根黄。此系脾肾同病，湿热未清。拟再疏邪清热化湿。

防己风各15g　玉米须30g　车前草30g　荠菜花20g　九香虫9g　白茅根30g　瞿麦9g　陈皮6g　合欢花9g　7剂

四诊：尿检蛋白（＋），红细胞（＋），脓细胞少许。症状如前，再守原意。

土藿香9g　桑叶6g　苏子9g　茯苓皮15g　白茅根30g　河白草9g　粉桔梗4.5g　泽泻9g　车前草20g　石韦30g　瞿麦12g　白薇前各9g　炙紫菀4.5g　7剂

五诊：诸症向安，无明显自觉症状。拟再原法，以资巩固。

川草薢9g　土藿香9g　桑叶9g　白芍15g　茯苓皮30g　河白草9g　车前草30g　石韦30g　瞿麦12g　玉米须30g　土茯苓30g　茅根30g　7剂

【按】本例患者素有泄泻，乃平素饮食不节，湿蕴于中，脾失健运，加之劳倦伤脾，久则脾肾两虚。但该例始终以浮肿、尿少、口腻、腹胀为主，此属水湿逗留之表现，且伴有大量蛋白尿。黄老擅用化浊醒脾、分利湿热之法，间以草药单方，如河白草、玉米须、白茅根等为其特长。他对芪、地滋腻之品少用，认为常有碍湿胸闷之弊。此例经过两个多月治疗，症状基本消失，尿检明显改善，其法以资借鉴。

案三　顾某　男　19岁　肾炎尿毒症

初诊：据述11月初去北京返回时，中途车停济南站数小时，因车厢中人挤，欲解小便未成，遂致小便不通。至车抵苏州站时已50小时。小便闭而不通，全身浮肿，神昏气逆喘促，即送往某医院抢救。经注射利尿剂后，小便仍不通，因尿道肿甚，亦无法导尿。经实验室检查诊断为尿毒症。患者绝望回家，邀黄老出诊。

诊见遍体浮肿，神志昏糊，气逆喘促，舌体胖，苔白腻，脉细濡不大。良由冬寒，远道跋涉，感寒劳累过度所致。素有肾炎史，近又寒邪水湿蕴阻不化，遍体浮肿3天，小溲闭而不通。此系脾肾阳虚，水湿不化，水气泛滥莫制，逆射于肺而喘咳气逆。拟先疏邪豁痰以通窍，分利水湿以消肿。

甜葶苈1.5g　苏子9g　老苏梗9g　防己风各9g　桔梗4.5g　紫菀4.5g　陈皮6g　茯苓皮15g　猪苓12g　泽泻9g　细木通1.5g　川椒目2g　车前子12g（包）　鸡内金9g　川桂枝8g

另至宝丹一粒，先开水化服。血珀末1.8g，早晚各0.9g调服。

外用方：食盐60g，葱60g，加水5磅煎，用毛巾浸透绞干，热敷少腹。

二诊：服药后，神志略清，面浮足肿稍退，小溲略通，但仍涓滴不畅，口腻，舌淡苔黄腻。拟再运脾化湿，以消肿胀。尿常规：蛋白（＋＋＋），红细胞（＋＋＋），脓细胞（＋）。血压140/100mmHg。

甜葶苈1.5g　防己风各9g　苏子9g　茯苓15g　五加皮9g　冬瓜皮9g　泽泻9g　川椒目2g　车前子12g（包）　砂仁1.5g　鸡内金9g　老姜衣1.5g　2剂

三诊：药后小溲得畅，肿势逐减，气闷口腻，苔黄，胃纳不香。拟再通阳化湿利水以消肿胀。尿常规：蛋白（＋＋），红细胞（＋）。

防己风各9g　白薇前各9g　川萆薢15g　川桂枝3g　茯苓皮15g　老姜衣1.5g　白术皮6g　香橼皮6g　砂仁1.5g

鸡内金9g　泽泻9g　川椒目2g　4剂

根据上方调治半月后，病人自己能来门诊。

四诊：诸恙渐安，以肾气丸早晚各服4g，调补肾阳，以资巩固疗效。一月后精神转佳，体力恢复。结婚后，迄今身体健壮，已喜添一子。

【按】此例为尿毒症。中医辨证为脾肾阳虚，水湿泛滥，浊阴蒙蔽清窍，三焦气化失常。内服方中投以至宝丹，辟秽开窍，能祛阴起阳，主展神明；再配以温阳化气、分利水湿之剂。外用辛香通利方，热敷少腹，幸得小便畅通，神识转清。连诊数次，浮肿全消，使患者终于由危急而得生机。黄老认为，对精血耗竭、各种出血倾向之尿毒症，断不可误予芳香走窜之剂，更不可误用辛温香燥之剂，以免重伤津液。

淋　病

肾结石，输尿管结石，在中医学属于"淋病"范畴。本病大多由于湿热蕴结下焦，膀胱气化失司，尿液被湿热煎熬，结成砂石。湿热迫伤阳络，血渗膀胱，则成血淋。

案一　张某　男　35岁

初诊：1968年发现右侧腰部酸痛阵作，口腻泛恶，尿血不止，小溲短赤。1970年2月16日经某医院行右尿路平片检查，于盆腔区右棘突内侧见有枣核略小致密斑影一处，系右输尿管下端结石。建议手术治疗，因病员体质虚弱暂时不宜开刀。嘱其调补两个月后再考虑手术。始以清利湿热、排石通淋为治。

川萆薢15g　小蓟炭15g　瞿麦12g　萹蓄12g　川牛膝

15g　冬葵子 15g　石韦 30g　车前子 20g（包）　金钱草 30g
陈皮 6g　10 剂

服完后再转方 10 剂。

二诊：药后尿血减少，腰酸痛不已，小溲仍觉淋痛不爽。拟再清化湿热，佐以排石之品。

川萆薢 15g　小蓟草 15g　土藿香 9g　萹蓄 15g　瞿麦 15g
冬葵子 15g　海金沙 15g（包）　车前草 30g　玉米须 30g　细木通 3g　生大黄 8g　金钱草 30g　10 剂

另以海浮石 60g，鱼脑石 60g，六一散 60g，血珀末 15g，小茴香 12g，鸡内金 45g，共研细末，早晚各服 6g。

两个月来，共服煎剂 50 余剂。

三诊：药后症状减轻，精神转佳。再去某医院摄片复查，已找不到结石，不需开刀了。患者欣喜而来，又续为处方清理余邪，以善其后。迄今 10 年，结石再未复作。

案二　陈某　男　12 岁

初诊：经常精神萎顿，腰痛，有血性小便。尿检：红细胞（＋＋＋），白细胞（＋＋）。经某医院造影摄片，诊为输尿管结石，建议开刀，家属有顾虑来我院就诊。拟予清热利水排石方。

川萆薢 15g　小蓟草 20g　荠菜花 20g　冬葵子 20g　萹蓄 15g　瞿麦 15g　海金沙 15g　川牛膝 20g　滑石 15g　生大黄 6g　元明粉 10g　土茯苓 15g　车前子 20g　金钱草 30g　7 剂

服完继服 7 剂。

另以海浮石 60g，六一散 60g，鱼脑石 60g，血珀末 12g，小茴香 12g，鸡内金 60g，元明粉 15g，共研细末，早晚各服 6g。

二诊：服上药 20 天后，半夜突然少腹胀痛，小溲不通，通宵未寐。清晨送某医院，经泌尿科检查，输尿管结石已排下，变为细砂样结石，阻塞于尿道，即以镊子将砂石取出，从而小便通畅。

【按】以上两例均经西医证实为输尿管结石。中医认为下焦湿热，蕴结成石，不能随尿排出，阻滞尿路，故腰部绞痛、痛连小腹、或向阴部放射。同时出现尿痛、尿急、尿频、尿涩而余沥不尽；热伤血络，则尿中带血。方取萹蓄、瞿麦、木通利水导热；车前、冬葵、金钱草、海金沙、鸡内金、芒硝、鱼脑石等利水通淋；更添生大黄化瘀排石。前例服药 50 余剂，后例服药 20 余剂。同时予以煎剂、丸散并治，以增强治疗效果。该两例均能收到排石之功，确为非手术治疗可取之法。

案三　吴某　男　40 岁

初诊：据述上月经某医院造影摄片，确诊为右肾结石，嘱其手术治疗。因工作羁身不果，故前来我院诊治。考其病情，血尿已久，腰部酸痛，神疲乏力。先拟理气化湿，清热通淋为治。

川萆薢 15g　小蓟草 30g　荠菜花 30g　车前草 30g　萹蓄 15g　瞿麦 15g　冬葵子 20g　海金沙 15g（包）　川牛膝 20g　滑石 15g　虎杖 15g　金钱草 30g　细木通 2g　5 剂

服完继服 5 剂。

另以海浮石 60g，六一散 60g，鱼脑石 60g，小茴香 15g，血珀末 12g，鸡金 30g，共研细末，早晚各服 6g。

二诊：药后血尿减少，腰酸痛亦减，小便浑浊。再以清热化湿排石。

川萆薢 15g　小蓟草 30g　石韦 30g　萹蓄 15g　瞿麦 15g

黄一峰医案医话集

土茯苓 15g　冬葵子 15g　川牛膝 15g　海金沙 15g（包）　　细
木通 1.5g　滑石 15g　车前草 30g　金钱草 30g　5 剂

服完上药继服 5 剂。

另以海金沙 60g，六一散 60g，鱼脑石 9g，血珀末 12g，
鸡金 45g，共研细末，早晚各服 6g。

服煎药 10 剂及末剂一料后，精神转佳，小溲畅通，腰部
已不痛。以后一度又复腰痛，故在末药方中加入小茴香 15g。
服此药末及再服 10 剂汤药后，小溲通利，腰痛亦释，化验小
便常规正常。迄今已 8 年，肾结石再未复发，一直坚持工作。

【按】本例为右肾结石，早在《金匮要略》中，就已有描
述本病的临床表现："淋之为病，小便如粟状，小腹弦急，痛
引脐中。"并认为是由于"热在下焦"所致。故方取八正散加
味，以清热泻火、利水通淋。并以海金沙、六一散、鱼脑石、
血珀、鸡内金、小茴香等组成排石通淋之散剂常服。一度曾去
茴香而腰痛复作，继进后腰痛又释，可见在一派清热通淋之剂
中，加入一味小茴香温肾散寒，确具反佐之意，故腰痛得以
顿瘥。

癃　闭

癃闭是指排尿困难，甚则小便不通的一种病症。其病因多
系湿热壅结，肾元亏虚；或浊瘀阻塞而致膀胱气化不利。治疗
着重于通调膀胱气化，实证治以清热散结通利，虚证当予补肾
温阳、益气开窍。黄老根据"上窍开则下窍自通"的理论，
除按上法辨证施治外，还常加入开泄肺气之品，开上以通下，
此即所谓"提壶揭盖"法。古代所采用的取嚏及探吐法，亦

属此意。

案一　陈某　男　58 岁

小溲闭而不通已逾半月，虽经某医院治疗并作保留导尿，仍未见效。舌淡苔黄腻，脉来濡软。证属湿热蕴阻下焦，膀胱气化失司。治拟清热散结，通利水湿为法。

升麻 1.5g　川草薢 15g　老苏梗 9g　桔梗 5g　猪苓 9g 土茯苓 15g　萹蓄 15g　瞿麦 12g　细木通 3g　泽泻 15g　车前子 15g　蟋蟀干 7 只

又血珀末 1.8g，早晚各服 0.9g。

另外用方：食盐 60g，青葱管 60g，煎汤（用 5 磅水），热敷小腹。

用上药 2 天后，小便畅通，致导尿管滑下，从此小便正常。

【按】癃闭的治疗应该根据"腑以通为补"的原则，着重于通，故方以草薢、土茯苓、猪苓、瞿麦、萹蓄分利湿热；木通、车前、蟋蟀干、血珀等通利水道；并以桔梗开泄肺气；升麻升清降浊，一升一降，气化得行，小便自通。再配合外用方，见效更速。通过临床实践，此对老年性癃闭症，包括近代所称之前列腺肥大、前列腺炎，屡治获效。

案二　凡某　男　25 岁

患前列腺炎，病延一载，偶劳感寒辄腰酸，溲赤，淋痛不爽，肛门常有下垂之感，脉弦软而迟，肾虚湿热蕴于下焦，膀胱气化失司，近又新感咳呛、气闷。拟以疏邪宣肺，清热分利并治。

炙升麻 2g　炙紫菀 5g　苏梗 9g　川草薢 15g　白前 9g 粉桔梗 5g　冬葵子 15g　萹蓄 15g　瞿麦 12g　茯苓 12g　车前

子 12g（包）　陈皮 6g　川牛膝 9g　5 剂

二诊：药后小溲略多，尚嫌不畅，气闷腹胀，胃纳不香。拟再疏邪泄肺，清热利湿。

川萆薢 15g　桑叶 6g　苏子 9g　陈皮 8g　炙升麻 1.5g
茯苓 12g　川牛膝 9g　萹蓄 9g　桔梗 5g　瞿麦 9g　泽泻 9g
车前子 12g（包）　炙紫菀 8g

三诊：病情好转，小溲已畅，故易以丸剂图治。

补中益气丸 180g，每日上午服 9g；萆薢分清丸 180g，每日晚上服 9g。

迄今年余，病未复发，体力恢复。

【按】三焦为决渎之官，肺居上焦，肺失肃降，不能通调水道，下输膀胱。"膀胱者，州都之官，津液藏焉，气化则能出矣。"肾与膀胱相表里，而气化之权，肺实主之。所以本例肺肾兼治，而获治验。

遗　精

遗精一证，主要由于肾失封藏所致。初起一般以实证多见，日久则逐渐转虚，还可出现虚实夹杂的情况。精为阴液，初则每以伤及肾阴为主。但精、气原属互生，如《内经》所说"精化为气"，故久则可以表现为肾气虚弱，或进而导致肾阳衰惫。然亦有阴虚火动，或兼有湿热下注者。临诊时必须细为辨证，标本兼顾。

案一　马某　男　36 岁

初诊：20 岁前年轻无知，经常手淫，肾阴暗伤，近两年来，偶劳辄旬日中必遗精二三次。眩晕，耳鸣，目花，面㿠神疲，脉细弱，种种虚象不一而足。乃肾不藏精，精关不固。急宜补肾固精法。

杭菊6g　枸杞子9g　黑豆衣9g　菟丝子12g　龙骨15g　煅牡蛎30g　炒白芍15g　补骨脂9g　炙猬皮9g　芡实15g　莲子9g　覆盆子12g　5剂

二诊：服益肾固精之剂，5日中未复遗精，偶见小溲混浊不清，眩晕，神疲乏力。再拟益肾以固精。

杭菊9g　枸杞子9g　怀山药15g　黑豆衣9g　牡蛎30g　茯苓15g　白芍15g　菟丝子15g　炙猬皮6g　覆盆子12g　芡实15g　5剂

三诊：药后旬日未复遗精，惟眩晕、神疲。此因肾虚精泄已久所致，宜丸剂以调摄。

六味地黄丸180g，早服9g；大补阴丸180g，晚服9g。

服丸剂后，遗精明显减少，仅每月1次。

案二　冯某　男　34岁　农民

初诊：素体肾虚，务农劳动，三五天必遗滑一次。眩晕，耳聋，目花。证属烦劳过度，肝肾阴耗，阴虚则火动。急宜养肝滋肾，收敛摄精。

杭菊6g　枸杞子9g　菟丝子12g　怀山药15g　补骨脂9g　煅牡蛎30g　韭菜子6g　煅龙骨15g　芡实15g　炙猬皮9g　覆盆子12g　7剂

服上药14剂后，曾遗精1次。

二诊：经服养肝滋肾之剂以来，遗滑大减。惟肾虚已久，仍有眩晕、耳聋、目花。拟再介类以潜阳，益肾以固精。

细生地15g　枸杞子9g　煅牡蛎30g　龙骨15g　白芍15g　菟丝子12g　煅磁石15g　制首乌15g　炙甘草1.5g　龟板30g

69

7 剂

近年来，经随访遗精已治愈 3 载，目前在农办工厂工作，体力健壮。

案三　李某　男　41 岁

初诊：遗精无梦，偶劳辄发，饥不能食，食多则胀，口腻，苔黄厚，面黄唇热，小溲黄少。此脾弱湿热，流入肾中而为遗滑，非补涩所宜。法当清利湿热，佐以益肾之品。

川萆薢15g　土藿香9g　菟丝子12g　煅牡蛎30g　猪茯苓各12g　泽泻9g　炒黄柏9g　怀山药15g　炙猬皮6g　川连1.5g　车前子12g（包）　砂蔻仁各1.5g　鸡内金9g　5 剂

二诊：药后胃纳略增，脘腹较舒，遗精未发。再予原方5 剂。

据述旬日遗精未发，再拟封髓丹180g，每夜9g；金锁固精丸180g，每晨9g。药后，遗精告愈。

【按】上述遗精三例，详察脉症，其病虽同，其因则异。例一属于肾亏精关不固，例二为肝肾阴虚火动，例三为脾弱湿热下注，故治疗方法各有不同。黄老认为，肾为阴，主藏精；肝用为阳，并主疏泄。肾阴虚弱，则精不藏。肝之阳强，则气不固。久病气阴两虚，精不收藏，不时滑泄也。肾主骨，骨髓空虚，腰酸足软，大便艰难。脏阴愈亏，则腑阳愈燥。总之，血枯则肠燥，方取生地、首乌、牡蛎、龙骨、菟丝子、补骨脂、山药、党参、芡实、枸杞子、莲子肉之辈。就脉来弦数而论，弦为肝脉、数脉主热，热伏肝家，动而不静，势必摇精。益肾之封藏不固，由肝之疏泄太过耳，宜三才封髓丹加牡蛎、龙胆草。阴虚肝旺，精关不固，无梦而遗，谓之滑精。古人云：有梦治心，无梦治肾。对用心过度，心肾不交者，心悸、神志不宁，以天王补心丹、归脾丸为宜。对脾湿下注失精者，宜清理湿热，佐以益肾之品，肾安则精自固。以黄柏清相火，枸杞子、天冬、黑豆衣补肾，麦冬清心，莲子、芡实涩精，茯苓、车前子利湿下行。黄老又常加入刺猬皮，取其苦平无毒，治五痔阴肿，疗腹痛疝气，兼味辛苦能助散邪泄热之功，使相火安宁其遗自已也。

癫　狂

癫狂是指精神错乱，神志失常的疾病。癫狂的病理因素不离乎痰。故黄老倍崇《丹溪心法》所说："癫属阴，狂属阳……多因痰结于心胸间，治当镇心神，开痰结。"故临证除药物治疗外，十分重视病人的精神治疗。

案一　刘某　女　35岁　福建省福鼎县城关公社

病因精神刺激而起。喃喃独语，喜怒无常，甚则骂人，夜间喊叫不安，惊惕不眠，苔黄腻，脉弦滑。乃情志所伤，痰气郁结，痰火扰动心神为患。今由外省来苏，身有小热。先拟芳香开窍，理气化痰为治。

苏梗9g　薄荷5g　紫菀5g　桔梗5g　前胡9g　牛蒡子9g　郁金9g　赤芍9g　竹茹9g　陈皮6g　制半夏9g　陈胆星9g　干菖蒲5g　茯苓12g　3剂

二诊：服药3剂，低热已退，改服小儿回春丹每日5粒，连服3天。珠黄散2.7g，血珀末2.7g，各分3包，每日1包。

三诊：症状好转，继予清肝泻火、镇心涤痰法更进一筹。

藿香9g　龙胆草1.5g　制半夏9g　陈胆星6g　钩藤12g　郁金12g　制僵蚕9g　远志6g　茯苓12g　干菖蒲5g　生紫菀

5g　桔梗 5g　3 剂

药后神识较清，已能与黄老谈谈心事，乃嘱其续服 7 剂。隔半月后且能招待黄老，嗣后返原籍。1975 年曾因家乡遇大水，受惊复发，再来苏住精神病医院，邀黄老会诊，定期处方，继用上方治疗，一月后好转出院。今年 5 月其爱人来信，称该病有小发，急需小儿回春丹、珠黄散，服之即有效。

【按】癫与狂，多因情志所伤，痰气或痰火扰动心神为患。在病理变化上有时能相互转化，二者又均属精神失常之症，故常癫狂并称。此例初诊因外省来苏，感受外邪，故先轻散表热，标证先解。续而清肝泻火，镇心涤痰以安心神，其病渐愈。值得提出的是，黄老采用治疗小儿急惊的常用方药"小儿回春丹"，用以治疗癫狂，确有清热化痰、开窍安神之效果。方中牛黄清心解毒，豁痰定惊；黄连清热；礞石、半夏、川贝、胆星、竺黄、珠粉化痰；更配麝香、菖蒲开窍；朱砂镇心安神。合清热化痰、开窍安神之剂，似与"痫证镇心丹"相仿。黄老认为，癫狂一般不宜服滋补药，如六味地黄汤中熟地、萸肉能助湿酿痰，故不宜用；参、术、芪等亦非所宜。饮食方面对猪内脏、蛋黄等亦应忌食。

案二　乔某　男　22 岁　无锡农民

初诊：于 1976 年 12 月寒冬腊月，乘船去无锡途中堕河受惊而得。语无伦次，神识时清时昧，自言自语，通宵不眠达 5 天。面红火升，头痛，胸闷嘈杂，口渴，苔黄，脉弦滑。证属肝火痰热蕴蒸，清窍被蒙。拟先平肝豁痰，通窍泄热。

龙胆草 2g　生石膏 20g　制半夏 9g　陈胆星 1.5g　钩藤 9g　干菖蒲 6g　竹茹 9g　陈皮 6g　紫菀 5g　代赭石 30g　夜交藤 30g　桔梗 3g　郁金 9g　杭菊 6g　藿香 9g　5 剂

另服小儿回春丹，每天5粒，连服4天。珠黄散2g，血珀末2g，各分5包，每晚各1包。

二诊：服药5剂后神识大清，夜寐得安，已不自言自语。惟多梦，头晕未罢，原意续方调治。

三诊：神志已清，头晕脘闷，心悸，夜寐多梦，目糊，能睡10小时。拟再平肝调气，化痰宁神。

杭甘菊6g　藿香6g　龙胆草15g　制半夏9g　制胆星1.5g　竹茹9g　陈皮6g　茯苓9g　远志9g　谷麦芽各9g　车前子12g（包）　干菖蒲3g

另小儿回春丹4瓶，珠黄散3g，血珀末3g，分10包，每夜服1包。

四诊：神识渐清，头晕神疲，寐则多梦，口腻，苔白根黄。拟再平肝理气，化痰宁神。

桑叶6g　杭菊6g　白芍9g　制半夏9g　陈皮6g　钩藤9g　夜交藤30g　谷麦芽各9g　车前子12g（包）　茯苓12g　7剂

另礞石滚痰丸60g，早晚各服1.5g。

【按】此例由于惊恐，激动肝阳，灼津成痰，痰火上蒙所致。初用清肝涤痰重剂，以泻痰热，因而神情大安，神识转清。继以龙胆温胆汤配合回春丹、珠黄散、血珀末以助清热化痰之力，四诊改用礞石滚痰丸取其泻火逐痰，丸剂缓图。始终抓住"痰火"这一病因为其本质。前人云"百病皆因痰作祟"，痰火得平，其病自愈矣。

案三　姜某　男　42岁

病经4载，1974年因每夜外游，家人务必锁门。经黄老治疗，夜游已不发作。近顷夜寐惊叫吵闹。证系肝火夹痰，蒙闭清窍。治拟豁痰、平肝、通窍之剂。

藿香9g　龙胆草2g　陈胆星9g　远志6g　僵蚕9g　制半夏9g　陈皮6g　竹茹9g　茯苓12g　代赭石30g　桔梗5g　生紫菀5g　干菖蒲5g

另服白金丸90g，每晚8g；礞石滚痰丸45g，每晨1.5g。

上药加减连服3个月，夜游已3年未再复发，一度稍觉头晕，续服温胆汤加杞菊、珍珠母、牡蛎、白芍、桑椹子等调治而释。

案四　朱某　男　39岁

患夜游症5～6年，反复发作，经服上方亦见效，仅原有胃病，故加入吴萸、木香二味。

【按】夜游症在中医学大多属于"癫痫"范畴。中医辨证认为，思虑太过，肝木不得疏泄，肝气被郁，脾气不升，气郁痰结，阻蔽神明，故出现类癫痫样证候。方取加减温胆汤，以半夏、陈皮、胆星、茯苓理气化痰；藿香、菖蒲、紫菀、桔梗解郁开窍；远志、僵蚕、竹茹泄肝安神；代赭石重以镇心。神识不清者加白金丸，痰火偏重者加礞石滚痰丸。

疟　疾

凡寒热往来，寒短热长，口腻，苔白，脉弦，是属湿痰蕴阻，感邪而发，尝谓"无痰不成疟"。可予疏邪化痰，助以截疟之品。处方用药大致如下：

苏藿梗各9g　青蒿12g　桂枝5g　白芍12g　青陈皮各6g　煨草果3g　焦芩15g　甜茶6g　槟榔12g　郁金6g　茯苓12g　半贝丸12g（包）

下午发作者，应在上午服药，一般3剂可以见效。

还有一种类型，名瘅疟。热势蒸蒸，夜来热炽，烦躁不眠，邪热内蕴。此少阳之邪归并阳明，有昏厥之虞。

万氏牛黄丸1粒，吞服。

生石膏60g　桑叶9g　青蒿9g　象贝12g　赤芍9g　茯苓12g　焦芩15g　天竺黄9g　槟榔9g　知母9g

热重神昏，加神犀丹1丸。

【按】　《金匮要略》说"瘅疟……但热不寒"；"温疟者……身无寒但热"；"疟多寒者，名曰牝疟"；"如其不差……结为癥瘕，名曰疟母"等。总之，须根据寒热的多少、轻重及其他兼证的情况，审察风、寒、暑、湿、痰、食诸邪孰重孰轻。如前一种情况属湿痰蕴阻，感邪而发。方中苏、藿、桂枝疏透外邪；甜茶、青蒿、草果、槟榔皆有截疟之效；配以半贝丸、茯苓、青皮、陈皮燥湿健脾，理气化痰；淡芩、白芍泄热和阴。综合成方，具有燥湿、除痰、截疟之功，亦所谓治疟之源也。后一种情况为疟邪化火之重症，方以牛黄丸清心解热；石膏清阳明经热，除热盛之烦躁；配以蒿、芩、象贝、竺黄化痰泄热；槟榔、知母截疟养阴。若神昏者加神犀丹清热开窍，凉血解毒。黄老强调，服药应在疟发作之前为宜。

腹　　痛

案一　王某　男　62岁

初诊：腹痛5年，痛甚需用西药解痉止痛剂。腹痛原因不明。诊其脉沉，苔白腻。患者系算盘厂的脚踏操作工，不论严冬腊月，均穿单裤劳动，习以为常。证属寒湿外受，郁阻肠胃，当先温煦脾胃。

制附子8g 炮姜8g 白术9g 椒目2g 吴萸8g 木香5g 陈皮6g 甘草3g 2剂

另盐60g，葱60g，煎汤热熨。

上药服两剂即愈。

案二 岳某 男 54岁

少腹痛甚则上冲及脘，脘痛嘈杂，有时脐左似有瘕聚结块，触之不及。证属脾胃阳衰，肝气上逆。治以舒肝郁，通胃阳。

老苏梗9g 制香附9g 吴萸3g 川楝子9g 乌药6g 茯苓9g 广木香3g 青陈皮各9g 砂仁1.5g 椒目2g 生紫菀5g 5剂

药后，脘腹痛得止。

案三 周某 女 45岁

少腹痛，苔白，脉沉。因经行涉水，乃腹中寒积，痛久不已，古今越桃散最妙。

吴萸3g 干姜1.5g 黑山栀9g 白芍15g 甘草9g

服3剂而愈。

案四 张某 男 67岁

脐腹痛，每至晌午而作，已逾3年，乃脾虚腹痛也。

白术9g 甘草3g 二味同煎代茶，经服旬日而愈。

【按】腹痛一症颇属常见，但其病因各有区别。《景岳全书》："病有虚实，凡三焦痛证惟食滞、寒滞、气滞者最多，其有因虫因火因痰因血者皆能作痛。大多暴痛者，多由前三证，渐痛者多由后四证……可按者为虚，拒按者为实；久痛者为虚，暴痛者为实。"如本篇例一属虚寒腹痛，以附子理中汤加减；例二属气滞脘痛，以木香顺气散加减；例三属寒入胞宫，以越桃散治之；例四属脾虚脘痛，以白术甘草散治之，均获治愈。同为腹痛，但病因不同，病机各异，治法亦应有所区别。黄老认为辨证既要区别虚实寒热，又须注意相互之间的关系，这就是同病异治的涵义所在。

麻　疹

小儿脏腑娇嫩，不宜大热、大辛、大苦、大寒、大补，又不宜妄用消导，以免伤及正气。因"邪之所凑，其气必虚。"儿科治病，以维护正气为准则，扶正以达邪。治小儿麻疹，宜守"清轻疏透"四字为要。麻疹初起，不用赤芍、银花、丹皮；虽寒不用桂枝；虽虚不用参、术、芪；虽呕吐不宜用半夏、南星、代赭石，亦不宜杏仁、蒌仁、鲜石斛滑肠之类；消导不用枳实、槟榔等。

痧疹脓浆痦及空疱均属危证。

一般分为四个阶段：

1. 初起苔白、发热、咳嗽、气闷、口腔黏膜有白点（滑氏斑）、耳后有红点。以宣肺透疹为治。

前胡　牛蒡　荆芥　防风　蝉衣　象贝　麦芽

2. 面部、胸背布发疹点，咳呛气闷，身热颇壮，大便溏薄。此风温痰滞，交阻肺卫。以辛凉疏透。

荆芥　防风　生紫菀　前胡　牛蒡（勿研）　蝉衣　桔梗　陈皮　煨木香　茯苓　车前　象贝

3. 麻疹三朝，鼻准四肢未见，口干，苔黄，脉弦数。此痧邪痰热内蕴，拟再辛凉清透解毒。

紫菀　牛蒡　桑叶　防风　象贝　银花　赤芍　连翘　竹

茹　陈皮　茯苓　蝉衣　芫荽

　　加减：腹泻加煨木香、银花，防风用炭；口干渴加川石斛。

　　另再以西河柳、芫荽子各30g煎水气熏蒸室内。

　　4. 疹毒内恋，透出白痦，舌光少津。此痧毒未尽，阴分已伤。以养阴解毒为治。

　　川石斛　麦冬　沙参　生地　银花　丹皮　竹茹

　　如见白痦，舌苔薄腻，宜清热解毒化湿。

　　桑叶　丹皮　川石斛　白薇　银花　竹茹　陈皮　茯苓
车前子　薏苡仁

　　麻疹已回，善后清火药：银花、丹皮、生草三味，煎汤代茶。如口渴加芦根。

　　黄老还谈到对麻疹初期的辨证，尤其是辨舌的体会：

　　麻疹初期诊断：对未患过麻疹的病孩，如见两目多眵，眼泪汪汪，眼泡微肿，闭目畏光，应考虑麻疹的可能。

　　辨舌施治：麻疹回时，舌苔已化清，是属正常转好，切不可再表，否则易致耗阴伤气。若麻疹已回，舌苔白腻不化者，此病邪留恋不清，再予疏邪清化，可用银翘散。若舌红无苔，则胃阴已伤，用麦门冬汤加银花、连翘、石斛。

　　若舌绛起刺，苔光无液，唇焦，神烦不安，是邪已入营，用犀角地黄汤。

　　辨舌对于麻疹的治疗极有帮助。

　　又麻疹以鼻准、手足心疹点出齐为正常。

　　王某　男　3岁

　　初诊：发热3日，有汗，咳呛痰多，气闷便泄，眼红流泪，口腔黏膜有滑氏斑，苔白脉弦。证属风温痰滞，交熏肺胃，势将布痧。

荆芥6g　防风6g　前胡6g　牛蒡子10g　桔梗5g　蝉衣1.5g　陈皮6g　茯苓12g　象贝10g　广木香8g

二诊：痧子甫见，面部隐约不多，咳呛气闷，口腻，苔黄，脉弦数，便泄日有四五次，小溲赤少。证属风温痰滞，郁蒸不达，有下陷之虞。

炙升麻1g　煨葛根5g　防风炭10g　煨木香2g　前胡6g牛蒡子10g　桔梗5g　陈皮6g　茯苓10g　车前子12g（包）

三诊：痧子未齐，鼻准、四肢尚无，壮热心烦，口干，舌质红，苔黄，脉弦数，咳呛气急，鼻煽，便溏不实。证属痧邪毒火，痰热内蒸，肺失宣肃，脾失升运，有昏喘内陷之变。

防风6g　炙紫菀5g　牛蒡子10g　蝉衣5g　茯苓10g　象贝12g　赤芍10g　粉桔梗5g　竹茹10g　芫荽子6g　白前10g川石斛10g　银花炭10g

另用神犀丹1粒，开水化服。

另用西河柳30g，芫荽30g，5磅水煎汤放置室内，使熏蒸之气透发痧点。

四诊：热势下降，痧子窜回不一，口干舌绛少液，胸腹白痦，隐约肌肤，脉细数，神烦乏寐，大便转干。证属余毒未清，阴液已耗，宜用养阴清热解毒。

真枫斛（或川石斛）3g　南沙参10g　麦冬10g　丹皮10g　赤芍10g　银花10g　竹茹10g　象贝10g　芦根30g　生甘草3g

四诊以后，服养阴药数剂，津液渐回，病情向安。

【按】本例患者，系麻疹不透而合并肠炎、肺炎重症。大便日解四五次，机体升降出入失常，疹毒不得外达，以致内陷；肺气郁闭而见高热烦躁、呛咳、憋气、鼻煽等症，采用清宣透毒为主，佐以神犀丹清营除烦。服后疹透热减，便稀转干，继用养阴清热解毒等法，使内陷疹毒逐渐清解而愈。说明麻疹重在宣透，即使内陷，仍宜先透后清。

小儿夏季热

本病在苏地俗称阳明经热，这个病名虽未见文献记载，但起源当与清代温病学家叶天士的学说有关。阳明经热这个病名指出了该病热在阳明，而又与《伤寒论》所述的阳明病有所区别。它体现了叶天士夏暑发自阳明的学说，说明该病是发于暑天（苏地民谚：菱角上市，阳明经热即退），病在阳明。其不称阳明经证或阳明腑证而称阳明经热者，良由该病当属热证。其立法处方可参考《伤寒论》、温病学说；而其病名则不能与伤寒、温病相混。

此病往往发自后天失调、体质孱弱之孩，健壮活泼的孩子患此病甚少。其内因是脾虚，外因是暑热。暑热只能使部分脾虚的小儿患阳明经热，而阳明经热的发病及其体温高低又与暑天气温升降息息相关。暑为热气，感受暑热见症必多烦渴。《内经》有云："饮入于胃，游溢精气，上输于脾，脾气散精，上归于肺，通调水道，下输膀胱，水精四布，五经并行。"脾虚则输布水谷精气的功能失常，水液不能渗润于外，故发热而无汗或少汗；津液不能上承，故口渴不止，而小溲频数清长，这是一个重要特点。一般外感暑邪而发热，口渴有汗溲少；而阳明经热则口渴无汗或少汗，小溲清长。关键即在脾虚。脾主肌肉、四肢，故阳明经热患儿倦怠，有时四末不温。暑必伤气，在阳明经热的发生、发展、变化过程中，始终存在着邪正的斗争，有时主要方面在暑热，有时主要方面是脾虚。临证时必须注意具体分析。

阳明经热的辨证施治，应分清虚实。虚者以脾虚为主，后期亦有肾阴不足；实者指暑热、温邪。初起宜表散暑邪，继而当随证标本兼顾。

1. 暑邪客表证

病证初起，暑邪客于卫表，苔白，脉濡数，胃纳不振，精神倦怠，小溲略多。

治法：表散暑邪，芳香化湿。

方剂：三物香薷饮、三仁汤加减。若虚烦不宁，用栀子豉汤加减。

病案举例：身热 3 日，午后为盛，汗泄不多，胃纳不振，精神倦怠。证属暑邪客表，湿滞中阳。治拟芳香解表，兼化湿滞。

陈香薷 8g　鲜藿香 10g　淡豆豉 6g　黑山栀 6g　白蔻仁 1.2g　焦米仁 10g　杏仁 10g　焦六曲 10g　茯苓 10g　大腹皮 10g

咳嗽加枇杷叶 3 片；腹泻加广木香 1.5g，扁豆衣 6g；热重加青蒿 10g，鲜荷叶 1 角。

2. 热盛阳明证

热势蒸蒸，汗泄甚少，口渴引饮，小溲频数清长，烦躁，苔淡黄少津，脉濡数。

治法：清暑益气泄热。

方剂：人参白虎汤、竹叶石膏汤出入。

病案举例：身热 7 日，热势颇壮，四肢不温，汗泄甚少，头面胸背痱子密布，口渴引饮，小溲频数清长，舌质红，苔薄黄少津，脉濡数。此系暑热蕴蒸阳明，治以清暑益气。

太子参 15g　生石膏 30g　川桂枝 1.5g　知母 6g　天花粉 10g　生米仁 15g　滑石 12g　竹叶 10g　赤芍 10g　西瓜翠衣 30g　甘草 8g

3. 脾虚夹湿证

低热缠绵日久，汗泄不多，胃纳不佳，精神不振，口渴，小溲色清，有时微黄。

治法：健脾利湿。

方剂：参苓白术散去人参，加砂仁、藿香、六一散等。

病案举例：素体羸弱，每届夏令低热缠绵，精神倦怠，喜爱俯卧，口渴，小溲频数，色清，便溏不实，苔薄，脉细软带数。证属暑湿困脾，拟以健脾利湿。

炒白术 6g　茯苓 15g　炙甘草 3g　扁豆衣 10g　怀山药 15g　砂仁 1.5g　陈皮 6g　焦米仁 15g　六一散 12g（包）鲜藿香 6g

民间单方：蚕茧煎汤、西瓜露（天生白虎汤）、天明时稻叶上露水，能解暑、润肺、止渴。

4. 气阴耗伤证

身热缠绵，早衰暮盛，口渴，小溲清长，舌绛少津，脉细软而数。

治法：清暑益气养阴。

方剂：清暑益气汤加减。

病案举例：阳明经热，迁延日久，身热早衰暮盛，精神萎靡，口渴，舌质绛、苔薄少津，脉细数。此系暑热日久，耗伤气阴。拟清暑益气养阴。

太子参 15g　川石斛 12g　沙参 12g　麦冬 10g　知母 6g
甘草 8g　竹叶 10g　黄连 1.5g　西瓜翠衣 30g　荷叶 1 角

小溲频数者，加桑螵蛸 10g，蛋壳 5 只。

谈谈预防：阳明经热的内因是脾虚，故凡见有后天失调，平时纳少，形瘦，在一二年前曾患阳明经热者，当预防在先。方法是在预防传染病、肠胃病的同时，暑令之前 2 个月，即常服资生丸，增强脾胃运化功能，促使小儿胃纳正常，精神活泼，身体健康；同时注意防暑降温、饮食卫生。这样阳明经热是可以避免发生的。

资生丸还可防治疰夏。每逢夏暑来临，酷热之时，有些平素脾胃虚弱的小孩，常会出现倦怠嗜卧，胃纳不振，见食觉饱，大便溏泄，消瘦肤黄，或者身热不退，小便频多等症状，俗称疰夏。每遇此病，可用资生丸。每天二钱置放在饭锅内蒸热而服，同时加入白糖少许以解苦味，连服半年，不但能避免疰夏，而且使脾胃健旺，身强体胖，促使儿童发育正常。排除疰夏也是防止阳明经热的重要环节。黄老采用该预防方法，临诊试用，屡效不爽。

小儿疳积（附：慢惊方）

疳积为病，无不由于脾胃。因小儿嗜食甘肥之品，耗伤形气，渐成积滞，日久成疳，所以疳积为脾胃两经同病。凡病疳者，除后天失调外，还与先天不足有关。先天属肾，后天属脾，而先天不足须赖后天培养以补其虚，若脾、肾俱不足，则易成疳病。

案一　王某　男　2 岁

初诊：禀赋不足，脾弱胃强，喜食香甘之品，以至腹膨且硬，青筋暴露，形神消瘦，大便溏，小便如米泔水，腹痛时作，夜眠齘齿。盖小儿脏腑娇嫩，形气未充，夹有虫积，耗伤脾胃，渐成疳积。治拟健脾和胃，消积化虫。

炒白术 8g　青陈皮各 8g　鸡内金 10g　砂仁 1g　炙干蟾皮 8g　茯苓 10g　雷丸 1.5g　制香附 3g　扁豆衣 10g　广木香 1.5g　连服 3 剂

二诊：药后便下量多，气秽极臭，腹膨较软。拟再健脾益胃，消食化滞。

潞党参 10g　炒白术 8g　茯苓 10g　枳壳 10g　鸡内金 10g　炙干蟾皮 8g　山药 15g　扁豆衣 10g　陈皮 8g　5 剂

药后腹软，继服肥儿丸。功用为健脾清热，杀虫消积。早晚各服 5g，一月后痊愈。

案二　李某　女　8 月

风邪外袭，内伤乳食，脾胃受伤，积滞不化，便泄稀水，日有数次，夹有白色奶块。目陷肢冷，脉细苔白。拟先疏邪化滞。

防风炭 6g　藿香 6g　广木香 1.5g　麦芽 10g　陈皮 8g　茯苓 10g　砂仁 1g

另沉香末 0.6g，早晚各 0.3g。

服药 3 剂，积滞渐化，诸症好转。

案三　周某　男　2 岁

泄泻两月不已，兼有完谷不化，四肢不温，苔白脉细。证属脾阳不振，健运失职。拟温中健运法。

防风炭 6g　炒白芍 10g　炒白术 8g　扁豆衣 10g　麦芽 10g　山药 10g　陈皮 6g　补骨脂 6g　茯苓 10g　煨木香 1.5g

炮姜炭1.5g

上药连服10剂，腹泻得止，四肢回温，精神食欲好转。

【按】疳积一证，初则运化呆滞，久则气夺血枯。如《婴童百问》说："诸疳皆脾胃之病，内乏津液所作也。"近代认为此病是小儿消化功能紊乱和营养障碍的一种慢性病。如例一虚中兼实，先以消积化虫，药后宿积畅通，腹膨转软；继服健脾益胃、杀虫消积之剂，丸煎并服，月逾康复。例二为伤食积滞，传运失常，治疗以消导为主。例三为泄泻二月，导致脾阳不振，健运失司，以温中运脾法获效。由此可见，临证时必须明辨病因，分清标本主次。对于食滞虫积、湿热等实邪，用消导、杀虫、清化等法；对于脾胃亏虚，气血耗损，用健运、补养等法。小儿脏腑娇嫩，生气蓬勃，在治疗时，消导勿过于攻伐，补养勿过于腻滞。

附：小儿慢惊方（久泻不止）

民间验方：生栀子、桃仁或成药吊筋药一包，加丁香少许，胡椒少许，面粉及鸡蛋白适量，调成一饼，贴布上烘热，敷脐上一寸，隔八小时取下，其泻可止。

【按】该方系一位农村"挑筋"土医生介绍，用之甚验。如前虎丘山照相馆一小孩约四岁，腹泻二月，伴发高热，神志不清，请黄老出诊，用小儿回春丹、葛根芩连汤加菖蒲、钩藤、川石斛，配合吊筋药贴脐上。三天后泻止热退，神志转清。另外，对小儿脾泄（慢性腹泻），完谷不化，属于健运失职所致，凡二三岁幼儿服煎剂困难者，可改服扁豆衣30g，白术30g，茯苓30g，山药30g，研末拌糖加炒米粉，早晚吞服3g，甚效。

小儿虫积

案一　曾某　男　6岁

脘腹作痛，胸中嘈杂。初起得食为甚，继而不食亦痛，时有流涎，肛门作痒。证属肝胃不和，湿热生虫。拟苦辛酸以和中法。

炒胡黄连2g　炒吴萸1g　广木香8g　乌梅3g　青陈皮各8g　苦楝根皮10g　炙百部10g　细辛1g　川椒目1.5g　黄柏6g　茯苓10g　槟榔10g

服药3剂，驱出蛔虫数条，诸症稍安。

案二　王某　女　7岁

面色青黄乏华，唇口白点，腹痛时作时止，曾解下长虫，苔白脉弦。属寒湿蕴中，虫遂以生。宜温脏安蛔。

苏梗10g　木香3g　川楝子10g　川椒目2g　乌梅5g　鹤虱6g　半夏6g　吴萸1.5g　槟榔10g　使君子肉6g　雷丸6g　干姜3g

【按】肠寄生虫病种类很多，以上两例大致为蛔虫、蛲虫病。肛门作痒，是蛲虫独有的见症。耳鼻作痒、唇内侧有红白点，是有蛔虫的见症。柯韵伯说："蛔得酸则静，得辛则伏，得苦则下。"方中乌梅酸能制蛔；川椒目、细辛辛能驱蛔，且治脏寒；黄柏苦能下蛔；加苦楝根皮、百部、使君子、雷丸、鹤虱、槟榔杀肠中诸虫。但前例兼有肝胃积热，参以胡连、黄柏合乌梅泄肝胃之热，且以下蛔。后例寒湿蕴中，加入干姜、吴萸温脏祛寒以安其蛔。其间属寒属热，尚须辨别。

顿　咳

百日咳俗称顿咳，是一种呼吸道传染病，每届冬春季节多见，其特点是阵发性痉挛咳嗽。早期初感风寒，痰热伏而未发。症见头痛，发热，鼻塞，状如感冒，咳呛频频，痰多气急，舌质淡红苔白，脉滑略数。当先疏风宣肺，泄热化痰。

桑叶 6g　前胡 10g　牛蒡子 10g　桔梗 5g　陈皮 3g　象贝 10g　薄荷 2g　杏仁 10g　茯苓 10g

若发热两旬，早衰暮炽，阵咳次数增多，痰多声嘶，苔黄，脉弦滑数。为邪热夹痰郁肺，肺气失降。宜清肺泄热，化痰平喘。

麻黄 2g　杏仁 10g　生石膏 20g　炙紫菀 1.5g　黄芩 10g　桔梗 5g　陈皮 3g　天将壳 10g　炙甘草 8g

若表热已退，但咳呛阵发性次数增多，可连咳十余次之多，喘咳声嘶如鸡鸣。此系邪热夹痰内郁，肺气失降。应再清肃肺气。

南沙参 10g　陈皮 6g　炙紫菀 5g　象贝 10g　杏仁 10g　竹茹 10g　冬瓜子 10g　天将壳 10g　桔梗 5g　炙甘草 3g

黄老谈认为，一般一二岁婴儿顿咳，延一二月不已，查无发热，无其他并发症，惟顿咳阵作如鸡鸣声，经抗生素及一般止咳药治疗未效者，可用以下验方：

桑叶 10g　天将壳 10g　炙款冬 6g　杏仁 10g　冬瓜子 10g　炙甘草 8g

另大蒜头 2 瓣，打烂入药煎 2 杯浓汁，隔 2 小时服半杯，加入糖少许，温热服。药无苦味，婴幼儿易于接受，见效较快。服药时忌食盐味。

【按】本病成因为痰热素盛，复感风寒，痰热与客邪互结，阻于肺络，肺失清肃，故作顿咳。婴儿因脏腑娇嫩，偶感外来风邪，则温从内发，风热属阳，温易化热，热盛生痰，风温痰热交蒸肺胃，则发热不退，咳呛阵作。又因痰热阻于胸膈，升降失调，故咳甚呕逆。风从阳，温化热，两阳相劫，病变最速，因而治之之法，宜于速战，以防进展变端。此外，本病治疗，在临床上肺胃合治，效果可较满意。

小儿疝气

案一　周某　男　4岁

经某医院诊断为疝气，因孩子年幼，暂不能开刀，来院门诊。

苏梗3g　香附6g　荔枝核3粒　枸橘李10g　橘核6g　青陈皮各1.5g　小茴香1g

第一、二次煎药内服，第三次用5磅水煎减半后坐浴。一周后完全消失，两个月后随访，未曾复发。

案二　陆某　男　5个月

偏疝，肿痛，按之有硬块，经儿童医院确诊，前来门诊。

苏梗10g　香附10g　青陈皮各3g　荔枝核10粒　枸橘李30g　橘核15g　小茴香1.5g　昆布6g　牡蛎30g

第一、二次煎药内服，第三次煎后坐浴，5剂后完全消失。迄已六七年未发。

【按】本证属于寒凝气滞或寒湿客于厥阴。厥阴肝脉络阴器，以致肝络失和，气滞不行而为疝气。然小儿形体未充，一般不宜过早手术。黄老认为，古人有"治疝必先治气之说"。方中苏梗、香附、青陈皮疏肝理气；枸橘李、橘核、荔枝核入厥阴气分以行气中之滞。兼寒者，配以小茴香暖下散寒，使气调寒散，肝络和调，其痛可消。例二偏疝按之硬块，加入牡蛎、昆布咸润软坚，合用以奏行气破滞、消坚散结之功。上药内服及外用并治，对小儿疝气常能收到效果。

瘰　疬

瘰疬习称"疬子颈"，类同西医学中的颈淋巴结结核及慢性颈淋巴结炎。本病的成因主要为肺肾阴虚，痰气凝滞所致。黄老认为，本病在病理过程中常与肝气郁结化火、消灼肺肾之阴有关，往往阴虚内热证候出现较早，故治疗以化痰软坚为常法。属于肝气郁结者，加用舒肝解郁法；属阴虚内热者，加用滋阴清热法。

王某　男　50岁

初诊：颈项结核如豆大，经常头痛，午后低热，口腻，苔黄，脉细弦带数。证系肝火痰热内郁。拟舒肝散结，佐以软坚化痰。

薄荷3g　土藿香9g　生紫菀4.5g　昆布9g　海藻15g生牡蛎45g　黄药子15g　紫背天葵15g　功劳叶15g　瓜蒌仁9g　桔梗4.5g　陈皮6g　茯苓12g　10剂

另逍遥丸240g，早晚各服6g；芋艿丸120g，早晚各服3g。

二诊：颈项结核，如黄豆大，精神尚可。拟再舒肝散结，化痰软坚。

89

柴胡8g 夏枯草15g 昆布12g 海藻15g 生牡蛎12g 广郁金9g 瓜蒌9g 陈皮6g 黄药子15g 紫背天葵15g 功劳叶30g 制半夏9g 绿萼梅9g 7剂

另小金丹20粒，每天服1粒；芋艿丸120g，每晚服6g。

三诊：症状无明显改变，原方去柴胡，加薄荷4.5g，白芍9g，7剂。

四诊：低热不退，头痛眩晕，近增咳呛，口腻，苔黄。属邪热痰湿交滞郁蒸。拟转疏邪宣肺，化痰泄热。

煨葛根6g 薄荷8g 前胡9g 牛蒡子9g 竹茹9g 陈皮6g 赤芍9g 桂枝8g 桔梗4.5g 广郁金9g 珍珠母30g 生牡蛎30g 焦芩15g 生石膏30g 5剂

另逍遥丸，早晚各服6g。

五诊：颈项结核延久不消，口腻，苔黄，气闷嘈杂，新感未解，痰湿凝聚，坚硬成核。拟再疏邪化痰，散结软坚。

土藿香9g 省头草9g 桑叶9g 昆布9g 煅牡蛎30g 土茯苓15g 海藻15g 枸橘李15g 陈皮8g 谷麦芽各12g 车前子12g（包） 广木香3g 7剂

六诊：药后低热得退，颈项结核略有缩小，再宗原方加减。

藿香9g 省头草9g 薄荷3g 昆布15g 牡蛎45g 土茯苓15g 广木香3g 海藻15g 功劳叶30g 黄药子15g 紫背天葵15g 枸橘李15g 瓜蒌仁12g 7剂

另逍遥丸240g，早晚各服6g；芋艿丸120g，早晚各服3g。

七诊：迭进舒肝解郁、化痰软坚之剂，颈项结核更形缩小，胸闷嘈杂顿减，前法既合病机，毋庸大事更张。

桑叶6g 夏枯草20g 制半夏9g 广郁金9g 昆布9g

黄药子15g　紫背天葵15g　生牡蛎30g　瓜蒌仁6g　海藻15g
桔梗4.5g　陈皮6g　7剂

另逍遥丸240g，早晚各服6g；芋艿丸120g，早晚各服3g。

【按】淋巴结核是外科常见的慢性感染性（结核性）疾病。黄老认为，此病常系肝郁气滞，痰湿凝聚为主。其好发部位也多在肝胆经循行的颈部、颌下、腋下、腹股沟等处，局部肿硬如核，累累成串，称为瘰疬病。在治疗时，必须重视舒肝解郁。本例患者常用逍遥丸、柴胡、枸橘李、郁金、陈皮等舒肝解郁；夏枯草、昆布、海藻、牡蛎咸以软坚；黄药子、紫背天葵、瓜蒌、芋艿丸等化痰散结。四诊时因客有外感，肺气失肃，参入轻宣肺气，解肌清热之品，使表热得退，新邪顿解。继以原意循序图之，虚实缓急，各有次第，故得到一定疗效。

甲状腺病

甲状腺各种疾病，与中医学中的瘿病类同。临床表现以颈部有形瘿肿为特征，治疗当以化痰软坚为原则。气郁则配合理气散结，火郁阴伤则配合清火养阴。

案一　曹某　女　30岁

于1966年患两侧甲状腺肿大，颈项肿痛，转侧不利，心悸乏力，舌苔黄。此系肝失条达，气郁生痰，痰气交阻，结于颈下而为病。拟先疏肝理气，化痰软坚。

杭甘菊9g　薄荷4.5g　昆布15g　海藻15g　牡蛎30g
夏枯草15g　竹茹9g　黄药子9g　紫背天葵15g　功劳叶30g
茯苓9g　郁金9g　陈皮6g　远志6g

91

另六神丸，早晚各服 5 粒；芋艿丸，早晚各服 6g；断龟板片，早晚各服 7 片。

一月后，心悸减轻，颈项肿势大减，至今未发。

案二　李某　女　30 岁

单纯性甲状腺肿，左侧为甚，月经来潮量多，经前乳胀。乃肝主疏泄，冲任隶属于肝，肝郁气滞，痰湿交阻为病。拟疏肝调气，化痰软坚。

苏梗 9g　丹参 9g　广郁金 6g　昆布 15g　海藻 15g　牡蛎 30g　黄药子 9g　紫背天葵 15g　橘皮叶各 9g　功劳叶 30g　茯苓 9g

另六神丸，早晚各服 5 粒；全龟片，早晚各服 7 片；逍遥丸，早晚各服 9g。

两月后症状好转。

案三　张某　女　43 岁

初诊：左侧颈项结块肿痛不已，经上海某医院同位素扫描确诊为"甲状腺肿瘤"（凉结节）。2cm×2cm，如大拇指，嘱其手术治疗。

自述经常眩晕目花，脘闷嘈杂，苔薄白，脉软滑。证属肝郁气滞，痰湿凝结。拟先疏肝调气，化痰软坚。

薄荷 8g　夏枯草 15g　昆布 9g　煅牡蛎 30g　海藻 15g　功劳叶 30g　蜀羊泉 15g　黄药子 15g　紫背天葵 15g　瓜蒌仁 9g　茯苓 12g　陈皮 6g　鬼馒头 15g　7 剂

另芋艿丸 180g，早晚各服 6g；小金丹 20 粒，每晚服 1 粒。

服上方 7 剂后，即至上海某医院复查，外科医师说，结节已缩小如黄豆大，颈项痛亦减轻。转中西医内科会诊，亦认为结节确已缩小，可暂不手术，建议回苏州继续治疗。连服3个月中药，以巩固疗效。

二诊：颈项结块缩小，重按始得，颈项已不痛，略有板紧之感。苔白根黄，脉弦滑带数，二便正常，拟再原方加减。

桑叶6g 龙胆草1.5g 夏枯草15g 昆布9g 煅牡蛎30g 海藻15g 功劳叶30g 黄药子15g 紫背天葵15g 枸橘李15g 瓜蒌仁9g 鬼馒头15g 威灵仙15g 7剂

【按】单纯性甲状腺肿及甲状腺肿瘤，均见甲状腺肿大，属中医"痰核"、"瘿瘤"、"肉瘤"等范围，多见于成年女性。每因情志内伤，肝气郁结，气滞血瘀所致。肝郁则脾失健运，痰湿凝聚，经络阻隔，结于颈部，发为瘿瘤。《内经》云"结者散之"，"坚者削之"。治法以理气散瘿、化痰散结为主。方中苏梗、郁金、陈皮疏肝理气；昆布、海藻、牡蛎、黄药子、夏枯草软坚散结；十大功劳叶、紫背天葵清热止痛，黄老认为，这两味药配合应用，效果尤佳。胸闷嘈杂者加瓜蒌、竹茹、茯苓；心烦失眠者加远志、甘菊，助少许薄荷以利咽膈，增强其疏散条达之功。以上三例，经西医辅助诊断，例一、例二为单纯性甲状腺肿，例三为甲状腺肿瘤凉结节。故例一、例二以六神丸散结解毒，断龟片养阴软坚，丸散并进，瘿瘤渐消。例三煎方加入蜀羊泉、鬼馒头之清热解毒，更配小金丹化痰通络，合而用之，取其药力峻猛，才能收效。说明必须辨清兼夹之邪，随证施治，方可邪却正安。

荨　麻　疹

荨麻疹俗名"风疹块"，中医称之为"痞瘟"、"瘾疹"。

93

本病发病，虽以风邪为主，然与气候失常，饮食不节，过食鱼腥虾蟹、鸡蛋、酒糟、辛辣香燥等物有关。其发病由于外感风邪（风寒或风热），郁于肌表，使毛窍阻闭不得宣泄，久则郁结不解，化热化火，而伤及阴血，血中火盛则发疹。本病初发多属实证，延久则由实转虚。久发不愈多属卫外失调，肌表不密，风寒外袭所致。

案一 李某 男 12岁

初诊：风疹延已两载，偶感风邪或因进食鱼腥之类，辄发风疹。面部四肢为多，皮肤灼热，瘙痒难忍，苔薄白根黄，脉弦滑数。证属外感风邪，湿热内蕴。宜疏风清热利湿。

荆芥6g 防风6g 赤芍9g 地肤子15g 白鲜皮15g 蝉衣1.5g 焦芩12g 银花9g 蛇床子15g 茯苓12g 蒲公英15g

服上药5剂后，风疹全消而愈。

【按】本证为风热袭表，内有湿热。故方以荆芥、防风、蝉衣、银花清热疏风解表；淡芩、地肤子、白鲜皮、蛇床子祛风利湿止痒。药证相符，其恙得安。

案二 丁某 男 40岁

初诊：风疹块延今3载，每月必发。偶或感风辛劳，恣食鱼腥香燥等物，红疹遍体满布，奇痒不寐。有时缠绵一二月不愈。气闷嘈杂，面热火升，影响工作。宜疏风凉血，清热化湿。

桑叶9g 丹皮9g 防风6g 生石膏20g 地肤子15g 白鲜皮15g 蝉衣1.5g 炙乌梢蛇4.5g 僵蚕6g 赤芍9g 当归9g 焦芩9g

服7剂后，风疹消退八九。继以桑麻丸180g，早晚各服

9g，以巩固疗效。

【按】本病虽属皮肤之疾，而患者痛苦难忍，日无片刻安宁，夜不能寐。此例患者风疹块反复发作已延3年，中医认为多因阴血不足，又感风邪，郁于皮肤腠理，邪正交争则皮疹发作。方取当归、芍药、丹皮养血凉血；桑叶、防风、石膏、乌梢蛇、淡芩清热搜风；地肤子、白鲜皮、僵蚕、蝉衣祛风利湿止痒。继以润肝泄风之桑麻丸调摄，以图根治。

案三 朱某 男 7岁

1977年4月5日诊：风疹块时发时止，受凉即发，色泽淡红，面部、四肢为多，瘙痒难忍。时有腹痛，查有蛔虫。治拟散风邪，和营卫，清湿热。

荆芥6g 防风6g 白芍15g 川桂枝1.5g 焦芩9g 白鲜皮15g 川楝子9g 槟榔9g 地肤子15g 陈皮6g 茯苓9g 5剂

药后风疹渐退，续服5剂，家属来称风疹全退。

【按】此例荨麻疹外有表邪，内有虫积为患，故方中除疏风利湿之剂，又加入槟榔、川楝子以杀虫理气。服药10剂，风疹告愈。黄老认为，若兼有脾虚湿热偏胜者，可加健脾利湿之扁豆衣、鸡内金、茯苓、泽泻、六一散等，平时常服资生丸、桑麻丸，应持续服药，直至痊愈为止。

乳 癖

金某 男 32岁

乳癖延今一载，左乳部结块逐渐增大如胡桃大，经常作痛，按之坚硬而不移。经某西医院拟诊为乳房肿瘤，建议手术。参合面色晦暗，脉软弦滑，苔薄黄。良由情怀抑郁，肝气夹痰，气滞血凝，经络阻塞，结滞于乳中所致。拟先疏肝解郁，消瘀散结。

柴胡 6g　全当归 9g　制香附 9g　橘叶皮各 6g　羌独活各 9g　枸橘李 15g　蒲公英 20g　漏芦 9g　制半夏 9g　瓜蒌仁 9g　生紫菀 5g

另小金丹 10 粒，每晚服 1 粒；逍遥丸 90g，每早服 9g。

外治法：用面粉发酵做成生馒头 1 只，上加皮硝少许，贴乳部，每夜换 1 次。

连服上药 1 个月，乳房硬块软而缩小。再服 20 剂及丸剂，肿块完全消失，迄今 20 年未发。

【按】该方是黄老在 20 多年前从苏州地区某农村一位世传专治乳癌的民间医生家属那里收集来的，在临诊中常选用加减，取得一定效果。本例方中柴胡、当归、香附理气和血；半夏、香附化痰散结；枸橘李、橘叶皮、蒲公英、漏芦软坚通络；佐以羌独活升散祛风止痛。另用逍遥丸、小金丹疏肝化痰，祛瘀止痛。外敷皮硝软坚消瘕。如《医宗金鉴》所说乳癌由肝脾两伤、气郁凝结而成。法当行气散结，内外并治。连续 2 月，乳房肿块完全消失。黄老在治疗其他肿瘤，如食管癌、胃癌之时，一般亦用理气开膈、清热解毒之剂。药物如生紫菀、铁树叶、藤梨根、菝葜、桔梗、炙猬皮、蛇舌草、蜀羊泉、土茯苓、绿萼梅之类。对子宫颈癌，亦用上方加当归、鸡血藤、生米仁、忍冬藤等药，均能取得一定的近期疗效。

红 斑 症

案一 贺某 女 28岁

初诊：四肢红斑病经多载，咽喉肿痛，腰肢酸楚。曾经多处医院检查，原因未明。有慢性鼻炎及咽炎史。舌红，脉浮数。追溯病史，幼年曾患麻痹症。良由气血流行不畅，风湿易袭，久而蕴热，发为红斑。拟先祛风化湿宣络。

杭菊6g　桑叶6g　龙胆草1.5g　炙紫菀4.5g　苍耳子9g　晚蚕砂15g　茯苓皮12g　络石藤15g　桑枝15g　桑椹子15g　忍冬藤15g　鸡血藤20g　海风藤15g　虎杖12g
7剂

二诊：药后红斑似减，咽痛梗阻未已。拟再疏风化湿，清热利咽。

杭菊6g　桑叶6g　龙胆草1.5g　紫菀4.5g　忍冬藤15g　桑椹子12g　桔梗4.5g　土茯苓15g　丹皮9g　赤芍15g　茯苓皮12g　竹茹9g　陈皮6g　白鲜皮12g　7剂

三诊：日来左手足酸麻，步行艰难，舌质淡红、苔薄，脉细弦。此属风湿未清，禀赋血少。拟再养血搜风，化湿通络。

桑叶6g　防己9g　龙胆草1.5g　紫菀4.5g　忍冬藤30g　鸡血藤30g　海风藤15g　苍耳子9g　全当归9g　僵蚕6g　怀牛膝15g　茯苓12g　7剂

四诊：步履较前轻健，腰背酸痛时作，夜不成寐，牙龈出血不止。证属风湿蕴热，胃火上炎。一波未平，一波又起。拟转清热凉血，以平气火。

桑叶6g　夜交藤30g　合欢花9g　竹茹9g　陈皮6g　茜

草炭 9g　龙胆草 1.5g　鸡血藤 15g　川牛膝 15g　忍冬藤 30g　土茯苓 15g　茅针花 9g

五诊：昨增壮热，咽红咽痛，咳痰不爽，舌质红，脉弦数。咽喉为肺胃之门户，此因肺胃蕴热，兼感风热外邪，邪热搏结，客于咽喉所致。治拟清泻肺胃，散风解毒。

桑叶 6g　薄荷 2g　生石膏 15g　焦芩 9g　赤白芍各 9g　忍冬藤 30g　大青叶 15g　桔梗 4.5g　茯苓 12g　川牛膝 9g　泽泻 9g　竹茹 9g　元参 6g　车前子 12g（包）　谷麦芽各 9g

六诊：身热得退，咽痛亦减，惟红斑又发。眩晕目花，胸闷胁痛，口腻，苔白根黄，血压 130/80mmHg。此系血分伏热，感风而发，病情反复。拟再清热凉营，疏邪祛风。

杭菊 6g　桑叶 6g　丹皮 9g　黑豆衣 9g　枸杞子 9g　生紫菀 6g　远志肉 9g　太子参 9g　珍珠母 30g　生牡蛎 30g　钩藤 9g　白鲜皮 15g　广郁金 9g　生白芍 12g　玉竹 15g　7 剂

七诊：红斑屡发，头痛眩晕，火升面热，舌脉如前。拟再原法，参以清热解毒之品。

桑叶 6g　杭菊 6g　生石膏 20g　丹皮 9g　忍冬藤 30g　土茯苓 15g　蜀羊泉 30g　枸杞子 9g　黑豆衣 9g　白芍 15g　生牡蛎 30g　7 剂

八诊：红斑依然未退，下肢较多，两日来关节红肿，脉弦滑带数。风湿毒热痹阻于经脉与肌肉之间。再守重剂散风清热，利湿通络。

桑叶 6g　蜀羊泉 20g　蛇舌草 20g　大青叶 15g　竹茹 9g　焦芩 15g　土茯苓 15g　半边莲 20g　莱菔子 9g　陈皮 6g　板蓝根 15g　忍冬藤 30g　粉桔梗 4.5g　蒲公英 15g　7 剂

九诊：药后红斑顿见减少。咽红咽痛亦瘥，前方既合，仍循原法更进一筹。

桑叶 6g　蜀羊泉 20g　大青叶 15g　生石膏 20g　赤芍 9g　桔梗 4.5g　竹茹 9g　忍冬藤 30g　杏仁 4.5g　陈皮 6g　土茯苓 15g　车前子 12g（包）　生甘草 3g

另消炎解毒丸 5 瓶，每晚服半瓶。

十诊：红斑渐退，惟大便燥结、口干、胃纳不香。拟再清热，参以通腑。

原方加当归 9g、生大黄 6g。

十一诊：红斑全退。久病之后，无如血虚虚火上炎，嗌干咽痛，腑行燥结。此因邪留经络则腰背酸痛。拟再养阴清热，化湿润肠，使无遗留之患。

杭菊 6g　丹皮 9g　生石膏 30g　全当归 12g　玄参 6g　桔梗 4.5g　生草 8g　蜀羊泉 15g　半边莲 20g　生大黄 3g　竹茹 6g　陈皮 6g　桑枝 15g　白鲜皮 15g

另麻仁丸 180g，早晚各服 9g。

【按】此例顽固性红斑，中医辨证为血分伏热，风湿热毒并作。初用一般散风清热之剂，证情反反复复，红斑屡发不已。经改用清热解毒、祛湿通络之重剂，红斑顿退。方中突出蜀羊泉、蛇舌草、大青叶、板蓝根、蒲公英、忍冬藤、土茯苓等草药。这些药物平时习惯用于清热解毒及抗癌治疗。黄老认为该例红斑经久不愈，内因是幼年患麻痹症，令血流运行失常；外因是邪毒入侵，风湿化热，毒蕴于内所致。非同一般治疗所能奏效，自七诊开始，参入了养阴清热解毒之剂，近似温病发斑的治法，取得了疗效。

案二　徐某　女　40岁

面颊红斑如蝶，头晕心悸，关节疼痛。曾经某医院诊断为系统性红斑狼疮。血常规：红细胞及白细胞均减少。舌质红苔薄，脉象细弦。此乃血虚内热，五脏蓄毒。治拟养血凉血，清热解毒。

杭菊 6g　丹皮 9g　蜀羊泉 30g　蛇舌草 30g　半边莲 30g　银花 9g　白鲜皮 15g　茯苓 12g　赤芍 9g　当归 9g　生薏仁 15g　生甘草 8g

上药共服 30 剂，红斑全退，随访病情稳定。

【按】方用当归、丹皮、菊花、赤芍等养血凉血；银花、生草、茯苓、白鲜皮清热利湿；更加蜀羊泉、蛇舌草、半边莲清热解毒。连服 30 剂，红斑得退。由此可见，红斑症虽有虚实之分，但以上两例均经清热、解毒、利湿为主治，获得了一定疗效，也说明邪去则正安的道理。

宫颈糜烂

黄老曾治疗 3 例宫颈糜烂，皆获满意效果，疗程 20 天左右。其治法方药介绍于下：

内服方：桑叶 9g　丹皮 9g　女贞子 15g　墨旱莲 15g　杭菊花 9g　枸杞子 12g　牡蛎 30g　白芍 12g　薏苡仁 15g　椿根皮 12g　银花 12g　茯苓 12g　泽泻 9g　车前子 18g（包）　川断 9g

另断龟片，每日 2 次，每次 7 片；六神丸，每日 2 次，每次 5 粒。

外用方：黄柏 15g　乌贼骨 15g　白及 15g　紫草 15g　蛇床子 15g　飞中白 9g　甘草 15g

上药共研细末，用时以凤凰油（或用麻油亦可）调药适量涂于宫颈，一日 2 次，或临睡前涂。

曾有一例患者，经检查宫颈部分呈菜花样，为防其恶变，故于外用方中加蜀羊泉 15g，蛇舌草 15g，作阴道塞剂。一月后复查，菜花样变已消失，续用上药一疗程（20 天），以资巩固效果。

【按】本病系湿热为患，病位主要在脾，并与带脉有关，久则进而伤肾。黄老在治疗本病时，主张辨证与辨病相结合，内服汤剂与局部用药相结合。内服理脾化湿，益阴清热之剂。外用黄老经验方：方中黄柏专利下焦湿热；紫草、蛇床子清热凉血，利湿解毒；甘草调和诸药；配以乌贼骨、白及、飞中白祛瘀生新，生肌解毒；以凤凰油收湿润肌，调敷患处。内外并治，常常收效。

子宫脱垂

本病以农村劳动妇女及多产妇女多见。系气虚下陷，肾气耗损，胞络松弛，不能固摄宫体，因而移位下坠。

朱某　女　30 岁　农民

初诊：去秋曾经难产，达五天方始分娩。惟由彼时用力过度，胞络损伤引起本病。尔后劳则经常有下腹重坠之感，子宫有时脱出阴道之外。方用补中益气汤加减。

潞党参 15g　炙升麻 3g　炙黄芪 12g　丹参 15g　白芍 15g　茯苓 12g　江枳壳 20g　柴胡 8g　陈皮 6g　炙甘草 8g

服药 7 剂后，子宫回升，精神转佳，胃纳正常。

二诊：近由月事适临，参加农忙劳动，子宫又复脱垂，阴部肿痛，带下黄水淋漓，小溲热少，伴有头晕、腰酸、心悸气逆，苔薄白，脉软弦带数。劳累过度，气虚下陷，兼有湿热下注。拟再升举清阳，补益气血。佐以清热利湿之品。

炙升麻2g　炙黄芪12g　柴胡2g　菟丝子15g　江枳壳2g 金樱子15g　覆盆子15g　茯苓15g　川断肉9g　陈皮8g　益母草20g　土藿香9g

服上方7剂，外用高锰酸钾坐浴后，子宫位置已接近正常，胃纳有增，体力增强。始由卧床不能工作，经治旬日后已能恢复劳动。

【按】此例为气虚下陷，失于固摄。方中黄芪、党参补中益气；升麻、柴胡升提阳气；覆盆子补益肝肾，固精缩小便；菟丝子固肾益精，利腰膝；金樱子固精秘气益脾肾；江枳壳理气消痞逐饮，利胸膈。近代药理报道，枳壳尚能使内脏平滑肌收缩有力，肌张力增强。黄老认为，枳壳以江西产者为佳，剂量需用20～30g，效果较好。近时用香橼皮取代本品，其效远逊于此。

失　明　症

黄老自云，对于眼科非其所长，导致失明诸病，不能一一剖析。在临诊中体会到，中医辨证属于肝肾不足所引起的眩晕目糊而失明者，每用加味杞菊地黄汤施治，有一定疗效。

案一　贝某　女　60岁　教师

于1958年5月以来，自觉双目视力迅速减退，尤以右目为甚。同月24日，右眼忽觉昏糊，报纸上大号黑体字已难看清，好似灰尘飞舞，且感羞明、头昏，但不痛，又无泪。急赴某医院眼科检查，初步诊断为玻璃体浑浊，给予服药。至6月下旬，目眶干涩且痛，病情似在发展中，再经复查又诊为晶体浑浊。

7月初来我院门诊，黄老认为证属肾水不足，水不涵木，肝阳上亢，而致目糊羞明、失明。拟先平肝益肾，佐以明目，杞菊地黄汤加减。

杭菊花6g　枸杞子9g　细生地15g　怀山药15g　茯苓15g　泽泻9g　丹皮9g　青葙子9g　晚蚕砂15g（包）　车前子12g（包）　陈皮6g

服药7剂，双目略清，连服40剂后，迄8月初，自觉眼前灰尘飞舞之感已消失，头昏亦减，视力逐渐恢复。继续改用补肝片（本院方，即杞菊地黄丸）、豨桐片，连服10个月，视力恢复正常，每日能读报看书6小时，家务操劳如同常人。7年后随访，该病未曾复发。

案二　张某　男　55岁

于1957年在某医院检查为"角膜浑浊"。因失明，伸手不见五指，行走必须家属扶持。黄老亦用杞菊地黄丸加青葙子等，嘱其连服30剂。因服之有效，连服50剂，以后已能单独外出行走，不需人扶，也不用手杖。一年后能自己回四川原籍探亲。

案三　高某　男　45岁

于1958年5月以来，双目视力逐渐减退，甚至远望只能看到五丈以内，近则报纸上的大字亦不能看清楚，因而不能继续做驾驶工作。经连服上方50剂后，远望可至几十丈，视力完全恢复正常，仍返原工作岗位。十余年来一直担任驾驶及修理汽车的工作。今年虽已64岁，尚未退休。

【按】方中地黄育阴补精；山药、茯苓、泽泻健脾淡渗以

103

利补通开合之机；枸杞、菊花养肝明目；丹皮清肾经虚热，加青葙子、晚蚕砂祛风平肝明目；陈皮顺气和胃。

以上三例，年龄均在 40 以上，《内经》云："年四十，阴气自半矣。"故均需连服数十剂，俾肝肾之阴得养，精气上承于目，而视力逐渐恢复。惜缺乏详细检查资料志之。

附：胃肠疾病的治疗经验

黄一峰老中医擅长于内、儿科，晚年尤其在运用中医气化升降的理论诊治胃肠病方面积累了较丰富的经验，有所创见。为了进一步把继承、整理老中医经验的工作做好，在完成前一部分医案医话的初稿后，我们即于1977年11月起为黄老设立了胃肠病专科门诊进行专题总结。具体方法是初诊病例先由助手询问病史，填写专科病例表格，进行物理检查或其他必要的辅助检查（如胃肠钡剂造影检查、内窥镜检查等），然后由黄老辨证处方。专科病历编号保存。复诊病例亦有助手了解服药后的证情改变，加以详细填写，再由黄老诊治。这样既能在少数几个病种上集中较多的病例，又能配合必要的现代医学诊断检查和观察的方法。这是我们在整理老中医经验方面的一个初步的尝试。通过7个月左右的专科门诊，积累了一些资料。现分述于下：

一、对气化升降理论的看法

黄老对中医学中的"脏腑升降出入"、"气化功能"非常重视。他常常说："阴平阳秘则气化正常而万物生长，阴阳失调则气化反常而万物消亡，人与天地之气息息相关，一切生老病死都有赖于气机的转化正常与否。"吴东旸《医学求是》说："明乎脏腑阴阳升降之理，凡病皆得其要领。"赵晴初《存存斋医话稿》也说："自昔名医，无不以阴阳升降为剂量准。"故黄老治疗胃肠疾病主要通过调和气机、升清降浊的途经，促使脏腑升降气化功能恢复平衡。下面从气化升降的生理功能、升降失常和胃肠疾病的关系、气化升降理论在治疗胃肠疾病中的运用等三个方面来谈。

（一）气化升降的生理功能

人体内脏的营卫运行，经络贯通，胃肠出入，都体现了升降的活动形态。升和降都是脏腑气化的运动。在生理方面，人体脏腑功能活动，无非是升其清阳，降其浊阴，摄其所需，排其所弃。升降出入有序是人体新陈代谢、维持生命活动的必要条件，自然界一切生物无不赖气化升降运动而化生成长。《素问·六微旨大论》说："故高下相召，升降相因，而变作矣。"《素问·天元纪大论》也说："在天为气，在地成形，形气相感，而化生万物矣。"

升降运动在正常的生理活动中虽然和各脏腑都有关系，但主要的活动枢纽在于脾胃。李东垣云："盖胃为水谷之海，饮食入胃，而精气先输脾归肺，上行春夏之令，以滋养周身，乃清气为天者也；升已而下输膀胱，行秋冬之令，为转化糟粕转味而出，乃浊阴为地者也。"罗天益说："人身心肺在上，行营卫而光泽于外；肝肾在下，养筋骨而强壮于内。又必须脾胃在中，传化精微以溉四旁。"若脾胃之气一伤，则四脏皆失其所伤。所谓居中央畅四方者如是。故脾升则健，胃降则和，"脾胃为后天之本"，为人体精气生化之源。当然，在完成升降出入的全部过程中，还需依赖肝之升发，肺之肃降，心火下降，肾水上升；肺气宣发，肾阳蒸腾；肺主呼气，肾主纳气等等。这些过程无不在配合脾胃来完成升降运动。吴东旸《医学求是》说："脾以阴土而升于阳，胃以阳土而降于阴，土于中而火上水下，左木右金，左主乎升，右主乎降，五行之升降，以气不以质也，而升降之权，又在中气，升则赖脾气之左旋，降则赖胃气之右转也，故中气旺则脾升而胃降，四象得以轮旋，中气败则脾郁而胃逆，四象失其运行矣。"总之，只有脾胃健运，才能维持"清阳出上窍，浊阴出下窍，清阳发腠理，浊阴走五脏，清阳实四肢，浊阴归六腑"的正常升降运动。

（二）升降失常和胃肠疾病的关系

升降是一种很重要的生理活动，疾病的发生，很大程度上就是与升降运动的障碍有关。就胃肠疾病而言，黄老认为，现代医学所称的慢性胃炎，包括萎缩性胃炎、胃窦炎，还有溃疡病和慢性结肠炎的致病因素，内因主要就是由于气化升降斡旋失调，此外再加上两个外在因素，一个是精神因素，如忧思忿怒或抑郁不舒引起肝气郁结，横逆侵犯脾胃，致胃失和降，脾失健运，气机不利，升降失常。此外，胃气之所以失于通降，还与肺气的肃降亦有一定关系。从中说明气郁在发病过程中居一定主导作用，每能导致食积、痰浊、郁火和瘀血等病理变化。外因的第二方面是劳倦内伤、饮食不节、饥饱无度、外邪侵入等，这些因素伐害脾胃，或因脾胃本身功能虚弱，加之饮食生冷、腻滞食物而致受损。李东垣指出"内伤脾胃，百病由生"；"饮食不节，先伤及胃，胃伤而后脾病"；"形体劳役则脾病，脾病则怠惰嗜卧，四肢不收，大便泄泻，脾既病，则其胃不能独行津液，故亦从而病焉"；"若风寒暑湿燥一气偏胜，亦能伤害脾胃，观症用药者宜详审焉"。这些记载说明了除精神因素外，还有饮食、劳倦、外邪等因素，均可导致气机升降的失常，产生多种病理现象。如气滞郁久，久痛伤络，脉络破损，或为出血，或为瘀血阻滞，而成为血瘀证候；如肝郁气滞，郁久化火，耗伤胃阴，出现胃阴不足证；如中气不足，寒邪内侵，中阳虚寒证等究属偏虚、偏实、属寒、属热、夹虚、夹瘀者尚须临证分析辨明。

另外，西医所称的慢性结肠炎，黄老说该病中医常称"脾泄"或"泄泻"。其致病因素上面已述不赘。概言之，此证其本为脾虚，其标系寒、湿、食滞等为患，总因脾胃运化不调，小肠受盛和大肠传导升降失常所致。

（三）气化升降理论在治疗胃肠疾病中的运用

历代医家运用升降理论来治疗疾病，有很大成就。李东垣治脾胃病即以升降立法，着重升举脾胃阳气。叶天士在《温热论》里提出治疗温病的大法有"分消上下之势"等，这些反映了前人对升降理论在临床的应用，是极为重视的。黄老对胃肠病用药的特点，也是从调动人体各方面积极因素，促使脏腑之间生理功能协调出发，集各家之长，用药轻灵，轻可去实，以通为补，达到升降平衡得宜，气机转化正常，诸症皆因而愈的目的。兹举要数则，叙述于下：

1. 疏肝气以协助脾胃之气的升降：黄老治疗胃病比较重视疏泄肝气，注意七情因素。胃脘痛常由肝气郁结，肝气横逆而发。叶天士曾说：肝为起病之源，胃为传病之所。故黄老临诊用药常常着眼于气机的调理，气行则气血痰火湿食等邪皆能消散。如在治疗慢性胃炎、溃疡病时，症见胃脘痛、嗳气、嘈杂、吞酸、口苦、胸闷、舌红苔薄、脉软弦者，常用轻量川连（或龙胆草）、吴萸一苦一辛，苦辛通降借以泄木；绿萼梅（或旋覆花）、青陈皮、白檀香、川楝子等疏肝气，降胃气。痛甚兼胃寒者，则用沉香末、肉桂末、良附丸之类。

案一　陈某　女　36岁

胃病 10 年，痛无定时，劳累后疼痛加甚，近因消瘦明显，食欲不振，纳后脘胀，嗳气胸痞，偶有吞酸，舌质淡红，苔薄白微腻，脉象细弦。曾经胃镜检查结果："胃小弯可见一圆形溃疡，表面被覆黄白苔，少许鲜血，边缘微隆起规则，胃体前后及胃窦部黏膜红白相间，胃窦部轻度痉挛。"在胃小弯溃疡处及胃窦部取活检，病理报告为"慢性萎缩性胃炎"。审证求因，病者平素寡言抑郁。黄老认为，此情志不舒，木失条达，肝气侮脾，和降失常。方拟疏肝理气，苦辛泄降，先从气结治疗。

龙胆草 1.5g　淡吴萸 1.5g　青陈皮各 5g　绿萼梅 9g　制香附 9g　砂仁 2g　鸡内金 9g　乌梅 9g　白芍 9g　生紫菀 5g　刺猬皮 9g　麦芽 15g

服药 7 剂，脘胀胸痞顿减，继以调肝和胃法连续治疗半年，症状基本消失。胃窥镜复查有所好转。

案二　孙某　女　34 岁

胃痛 3 年，近 3 个月来上腹部胀痛明显，泛酸，嗳气，饮食减少为原来 1/3 量，舌微胖苔薄白，脉象微弦。X 线钡餐透视及摄片："胃窦黏膜粗乱，蠕动尚好，十二指肠球部显影好，二三段黏膜亦见粗乱。"提示慢性胃窦炎。迩因丧母情怀郁拂，胃痛加重。脉症互参，系肝气失疏，浊饮痰气郁结，胃失通降所致。当疏肝理气为主，以开旷中焦。

龙胆草 1.5g　吴萸 1.5g　青陈皮各 5g　旋覆花 5g（包）　煅代赭石 30g　制香附 10g　制半夏 9g　川楝子 9g　煅瓦楞 30g　丁香烂饭丸 20g（包）

服药半月，嗳气、吞酸皆平，胃纳较馨，舌体胖、苔白。再循原法，参入良姜、茯苓、瓜蒌通阳彻饮，俾阳气得宣，庶可向安。先后治疗三个半月后，胃脘痛基本消失，食量恢复如常。X线钡餐复查："胃窦部及胃体部黏膜正常，胃壁柔软，大弯边缘光整，未见龛影及充盈缺损，蠕动佳，十二指肠球部及二三段未见异常，结论为"胃及十二指肠未见明显器质性病变"。

【按】"肝主疏泄，喜条达。"肝的疏泄功能既可调畅气机，又能协助脾胃之气的升降。以上两案均为肝气犯胃证，方用苦辛酸法，最合经旨，虽历经治疗数月，均未见耗气损阴之象。例二情怀抑郁，阳气窒痹，浊饮凝滞，更添通阳泄浊药而获效，此乃黄老应用"轻可去实"、"忌刚用柔"的治疗原则。他说："疏肝不忘和胃，理气还防伤阴，用药必需灵活，可谓读古不泥于古，采方不执于方。"

2. 宣肺气以展舒脾胃的气化：黄老治胃病不仅善疏肝气，降胃气，同时又重视宣肺气。《素问·至真要大论》："太阴不收，肺气焦满，诸气膹郁，皆属于肺……"因此，宣泄肺气，伸其治节，是调升降、运枢机的一个方面。所以，黄老在治疗胃肠病时，常用紫菀、桔梗等宣泄肺气之品。

案一　童某　男　46岁

胃病多年，经常胃痛，甚则牵引胸胁之间，咳嗽气逆，喜太息，嘈杂，大便干结，舌苔薄腻，脉濡软。经X线钡餐透视及摄片称"胃呈瀑布型，胃内潴留液中等，胃窦部黏膜增粗"，提示"胃窦炎"。辨证为肝气不和，肺气不宣，胃失和降，浊滞内阻。拟予宣肺理气，消胀泄浊。

生紫菀6g　桔梗5g　苏梗9g　川楝子9g　吴萸1.5g　炙猬皮9g　鸡内金9g　瓜蒌仁15g　楂曲各12g　良附丸12g（包）

连服 7 剂，胃痛明显好转，胸闷胁胀顿减，继予原法加减。先后治疗三月，X 线钡餐透视及摄片复查："仅胃大弯侧黏膜纹增粗，余无异常"，提示好转，证情向安。

【按】黄老十分推崇王孟英关于"肝气上逆则诸气皆逆，治节不行则一身之气皆滞"之说。他说："人身气贵流行，百病皆由愆滞，设如此义，则平易之药，清淡之方，每可以愈重证。"在王氏的著作中有不少肃降肺胃，宣化气机的验案。黄老在临诊中不仅对外感病属肺气失宣者用紫菀、桔梗之品，而且对很多内伤杂病属于升降失调，气机不利者亦常用之。取其肺朝百脉，主宣发和肃降之意，起到了通调一身之气的作用，有助于机体气化正常，常取得较好的效果。此例方中的紫菀、桔梗宣肺气以治肝；苏梗、鸡内金、瓜蒌之辈通浊滞以治胃，其意即寓于此。

3. 升脾气能助一身气机之斡旋：东垣在《脾胃论》一书中，早立了"胃虚则脏腑经络皆无所受气而俱病"，"胃虚元气不足，诸病所生"的专论，故黄老在治疗胃肠疾病中也比较注重升发脾胃之阳的一面。认为只有脾气升发，谷气上升，元气才能充沛，生机才能旺盛，阴火得以潜降。反之，则脾气下溜，元气耗伤，生机式微，清气不升，浊阴不降而成病。常见的有胃下垂、子宫脱垂、痔垂、脱肛等症，方中常用升麻等品，乃宗东垣之意升发脾胃阳气，以助一身气机之斡旋，达到升降并举，相辅相成，促使阴阳和调，气化正常。

案一　崔某　男　37 岁

胃病 10 年，曾先后 4 次合并胃出血，平时吞酸多。近 1 月多来，噫气连连，昼夜不已，胃痛反复发作，大便溏结不一，四肢欠温，舌苔黄腻，脉象濡软。X 线钡餐检查称："胃

111

呈低张型，小弯切迹位于髂脊连线以下约 6cm，大小弯未见龛影，十二指肠球体变形，曲部无特殊。"提示十二指肠球部溃疡、胃下垂。良由脾阳衰弱，清浊相混，久痛又必入络。治法以升清降浊，温阳止逆，调中祛瘀。

炙升麻 2g　高良姜 1.5g　制香附 10g　制附片 1.5g　公丁香 2g　柿蒂 3 个　刀豆子 15g　煅代赭石 30g　五灵脂 9g　沉香末 1.0g　肉桂末 1.0g　参三七末 2g（另吞服）

连服 10 剂，噫气得平，脘痛见减，再循原法图治，予调气温中、消积化瘀之丁香烂饭丸，每日 12g，丸剂缓图，以资巩固。

案二　张某　女　37 岁

胃病经久，近半年来，脘痛逐渐加重，甚则心窝部如绞，约一小时方能缓解，伴恶心、嗳气，饮食每天仅三两，大便燥结，痔垂脱出，舌边有齿印，苔薄白，脉象细软。曾经行胃液分析，示胃酸偏低；X 线钡餐检查及胆囊造影未见异常，又经胃镜检查及病理活检提示为"慢性萎缩性胃窦炎，伴肠上皮化生"。病者操劳过度，饥饱不匀，脾胃阳气损伤，浊饮痰气郁结。治拟升清降浊，通阳和中。

炙升麻 2g　薤白头 10g　瓜蒌仁 12g　生代赭 30g　铁树叶 30g　菝葜 30g　刺猬皮 9g　乌梅 10g　生紫菀 5g　砂仁 2g　肉苁蓉 10g　九香虫 9g

上方服药半月后，胃痛顿减，胸闷较松，大便略润，痔痛见轻。按上方加减连续治疗 3 个月后，症状好转，食欲增加，每天能食 6~7 两，体重亦见增加。第 2 次胃镜病理检查仍为"慢性萎缩性胃窦炎伴肠上皮化生"。宗原方增入丹参、参三七、绿萼梅、蓬房炭、当归等和血活血之品，加大剂量，为丸

112

剂缓图。又治疗半年后，病情进一步好转。第3次胃镜病理切片报告为"慢性胃窦炎"。

【按】脾胃为病，东垣论之最详，升发脾阳，尤为紧要。以上二例均以升麻升举下陷之清阳，但兼证不一，治法有异。前例方中参用附子、肉桂温壮命火，以散阴寒；后例方中添入肉苁蓉补肾阳、润大肠。配合其他升清降浊药物而奏效。赵养葵认为升降的动力在于命门之火，而脾阳之衰，根于肾命。盖肾阳为一身之主宰，故以补火暖土而脾气得振，此有助于脾胃的升降运动。可资参考。

二、其他一些治法的应用

（一）胃痛日久或痛有定处均属血瘀见证

黄老治疗胃肠病，除擅长运用升降气化理论来指导临床实践外，也重视其他一些治法的应用。如活血化瘀方法用于久治不愈、久痛不止的胃病。黄老很欣赏《临证指南医案》中，"初病在经，久病入络，经主气，络主血，则可知其治气治血之当然也"之语，结合临床确然。如病延日久，久痛络损，往往即或为出血，或为瘀血阻滞，痛有定处，面色晦滞，目眶黧黑，舌质紫气，脉象濡涩。此时黄老认为，只要抓住少数重点症状，运用活血化瘀方法，即可取得效果。

案一　张某　男　33岁

5年前X线钡餐透视证实有十二指肠球部溃疡。1年前开始胃痛转为无规律性，食入作胀以剑突下为主，舌质暗红少苔，脉细涩。曾经南京、杭州等地医治，效果不显。1977年4月13日行胃镜检查："胃窦部黏膜轻度红白相间，幽门区黏膜反光增强；插入十二指肠，黏膜亦见轻度水肿，稍见疤痕。"取窦部黏膜活检，报告为"慢性萎缩性胃炎"。黄老诊为久病胃痛，参合脉证，系瘀血积于胃络，拟辛通瘀滞法治之。

淡吴萸 1.5g　炮姜 3g　制香附 10g　丹参 15g　赤芍 10g
参三七 3g　五灵脂 9g　九香虫 9g　川楝子 9g　青陈皮各 5g

药后痛减，二诊按原方更进一筹，加入炙乳没、炙猬皮、绿萼梅、砂壳、鸡内金、麦芽等配制丸方缓图。服药后上腹部疼痛缓解，食欲较前增加一倍，偶因劳累引发胃部隐痛。相隔半年后，复查胃镜无明显改变，胃黏膜略增厚。继续配制丸方，先后五料，相隔 15 个月后，再经胃镜复查，肉眼观察较前明显好转，病理报告为"胃窦部大小弯侧黏膜慢性炎症，轻度萎缩性改变"。目前继续配制第六料丸方常服，以图缓治，巩固疗效。

案二　张某　女　41 岁

胃病史 20 年，1977 年 2 月曾胃出血一次，脘痛有定处，食入作胀，嗳气不舒，遂见消瘦，舌边紫气，苔薄黄，脉濡软。1977 年 3 月 10 日行胃肠 X 线钡餐检查未见异常。5 月 10 日又行胃镜检查，病理报告为"慢性萎缩性胃炎伴肠腺化生，上皮轻度间变"。即于同年 6 月 11 日开始请黄老治疗。黄老按久病胃络内损，浊饮瘀血内阻，不宜补益。先拟调气化瘀法治之。

绿萼梅 9g　煅代赭石 30g　铁树叶 30g　菝葜 30g　炙刺猬皮 9g　丹参 9g　乌梅 10g　白芍 10g　五灵脂 9g　蒲公英 9g　制僵蚕 9g　砂仁 2g　麦芽 15g

加减治疗 3 个月后，胃痛部位已不固定，食入作胀及嗳气等症均有减轻，再在原来基础上，加入当归、女贞子、旱莲草养血益阴之品，配制丸剂，以图缓治，病情逐渐好转，体重亦有增加。半年后于 1977 年 12 月 28 日再经胃镜复查，活检病理报告为"胃体及胃窦交界处慢性萎缩性胃炎，未见肠腺化生及间变细胞"。至今患者仍在服丸剂调理。

案三　李某　男　34 岁

胃痛 11 年，曾先后 3 次出现柏油样便，隐血试验强阳性。近 3 个月以来，上腹部规律性疼痛，嘈杂，偶有吞酸、纳减，舌边瘀紫，苔中腻，脉濡涩。此因久有胃痛，更加劳力，致络伤血瘀，拟用缓逐其瘀之法。

川桂枝 3g　大白芍 12g　丹参 15g　吴萸 2g　龙胆草 1.5g
五灵脂 9g　玄胡索 10g　乌贼骨 15g　参三七末 2g（另吞）
炙甘草 5g

服药 7 剂，胃痛得定，苔腻亦化，再守原法加减，以予巩固。

【按】以上三例，均有血瘀见证，但同中有异。例一无规律性疼痛，例二疼痛先为固定后无定处，例三为规律性疼痛。而三者均系胃痛日久不愈，均有不同程度的血瘀征象，即按久病入络、久痛络伤之旨，在疏肝调气药中都加入丹参、参三七或乳没之药化瘀止痛，收到显著效果。

（二）对慢性泄泻的治疗重视先消后补，以通为治

慢性泄泻包括西医诊断的慢性结肠炎，中医常称"泄泻"或"脾泄"。黄老在临诊中常说：该病初期多数患者尚能坚持工作，因自知病久体虚，每多自行增加营养，以维持体力，如多食鱼肉、牛奶、鸡蛋、水果、菜类等滑肠之品，致脾泄更甚，所谓"饮食自倍，肠胃乃伤"。迁延日久，虚者更虚，而又往往虚中夹实。患者此时大多见有舌苔白、根黄厚，胃纳不

115

振，便次多，夹有黏腻之物，临厕腹痛，泄后痛减，食入胀痛等症。故初期不宜滥投滋补，当先以疏理消导为主，标而本之，以冀便泄次减，腹部胀痛渐缓；再以健脾助运、标本兼治之方为宜。据黄老经验，服 10~20 剂汤药后，大便渐能成形，腹部胀痛渐减，胃纳转振，再继予健脾和中法，为丸（或散剂）调理，以图根除。

炙升麻 15g 防风炭 15g 白术 30g 怀山药 90g 白扁豆 60g 砂仁 15g 鸡内金 45g 茯苓 60g 陈皮 30g 麦芽 45g 九香虫 45g 煨木香 30g 补骨脂 30g 白芍 60g 菟丝子 60g 煅牡蛎 90g

共研细末或水泛为丸，早晚各服 9g。

案一 刘某 男 47 岁

患慢性腹泻二三年，大便日行二三次，溏薄不成形，夹有黏液，腹痛隐隐而作，体重逐渐减轻达 10kg，舌淡苔黄腻，脉象细软。曾于 1977 年 11 月 28 日行直肠窥镜检查，在直肠 10cm 处见黏膜充血水肿，黏液多。同年 12 月 9 日 X 线钡剂灌肠摄片称："各结肠袋均变浅，排空后呈斑片状改变"，提示"慢性结肠炎"。良由久泄伤脾，滞阻肠胃。治拟升清降浊，助运肠胃。

炙升麻 2g 苏藿梗各 10g 广木香 5g 炮姜 8g 败酱草 30g 炒麦芽 15g 楂炭 12g 桔梗 5g 青陈皮各 5g 茯苓 12g 泽泻 10g 车前子 12g（包）

服药 7 剂，大便较畅，有时成形，黏液消失，惟感临厕腹痛，泄后痛减。乃脾虚肝旺，肝脾不调。故参用痛泻要方图治获愈，继进参苓白术丸补脾调摄，以冀巩固疗效。相隔半年后，于 1978 年 6 月 7 日钡剂灌肠复查称"各结肠袋袋形正常，排空后黏膜纹正常"。提示各结肠段未发现器质性病变。

案二 穆某 男 39岁

慢性腹泻六七年，大便日行二三次，最多达到10余次，呈溏薄夹不消化食物，伴有黏液，便前、便后脐周偏右旁腹痛，舌边有齿痕、苔薄白腻，脉濡软。曾于1974年9月24日X线钡剂灌肠为"乙状结肠炎"。1977年11月10日钡剂灌肠提示"慢性结肠炎"。辨证为久泄伤脾，脾不健运，完谷不化。法当温阳扶脾，助运肠胃。

炙升麻2g 制附片2g 煨葛根6g 扁豆衣10g 炮姜3g 补骨脂10g 鸡内金10g 焦谷芽15g 广木香5g 泽泻10g 车前子15g

服药20剂后，大便日行1~2次，黏液减少，临厕腹痛转轻，大便尚有不消化食物，舌苔薄白，脉象濡软。改用丸散调服，连服三料，症状明显好转，饮食如常，每天可食一斤，大便基本正常，惟遇劳或饮食不节时，大便仍有黏液。一度因恣食油腻，腹痛便泄，滞滞不畅，取木香槟榔丸每日9g，连服5天而恢复正常。于1978年5月31日钡剂灌肠复查为"结肠各段未见异常改变，钡剂排空后结肠黏膜清晰，可见钡剂排空功能正常"。提示结肠各段未见器质性病变。目前尚在服丸剂巩固中。

【按】本病虽属脾虚，但临证中留邪者居多，黄老重视分清化浊，疏运肠胃。大旨中宜通运，下宜分消，必得小便自利，腑气开阖，始有转机。方药常用苏藿梗、防风炭疏邪和中；木香、青陈皮宣利行气；鸡内金、麦芽消滞助运；扁豆衣、炙升麻补脾升清；茯苓、泽泻、车前子淡渗利湿。若脾虚为主加党参、白术；脾病及肾、五更泄泻者，加制附片、炙诃

117

子、菟丝子、补骨脂；阳虚里寒者，加制附片、炮姜、肉桂温化寒湿。但黄老对滋腻补益之品比较慎用，在投用补益之剂时，仍酌加理气、化湿、消食之品，如例二虽用温阳扶脾之附子、升麻、炮姜、扁豆衣，但仍参用助运利湿之鸡内金、麦芽、泽泻、车前。病中误食积滞，症状加重，即转行气导滞之木香槟榔丸而奏效。可见用药贵在灵活，不宜呆滞，如果一味救补，反而不能见效，甚至欲益反损，适得其反。

三、对胃肠疾病 73 例的疗效分析

本文胃肠疾病 73 例，均专科门诊病例。其中慢性萎缩性胃炎 16 例，胃窦炎 7 例，溃疡病、慢性胃炎 30 例，慢性结肠炎 20 例。

（一）一般资料

性别：男，51 例；女，22 例。

年龄：19～30 岁，13 例；31～40 岁，29 例；41～50 岁，19 例；51～60 岁，8 例；60 岁以上 4 例。其中青壮年占 61 例。

职业：工人 25 例，农民 2 例，军人 4 例，干部 13 例，职工 29 例，文教科技人员 14 例，学生 5 例，家务 1 例。疗程：服满中药 1～2.5 个月者，36 例；3～4.5 个月者，24 例；5～6 个月者，6 例；7 个月者，4 例；10 个月者，1 例；1 年以上者，2 例。

诊断依据：所有病例均经 X 线钡剂胃肠透视、摄片或胃窥镜病理切片诊断。

（二）疗效分析

1. 治疗前后主要症状变化情况

（1）萎缩性胃炎、胃窦炎主要症状变化情况

症状 \ 对照	治疗前（例）	治疗后（例）		
		消失	好转	无效
上腹痛	22	12	9	1
上腹胀	19	8	8	3
嗳气	19	9	7	3
嘈杂	7	7	—	—
食欲不振	9	3*	6	—

注：食欲不振消失，指食量比原来增加一倍，好转指增加50%。

（2）溃疡病、慢性胃炎主要症状变化情况

症状 \ 对照	治疗前（例）	治疗后（例）		
		消失	好转	无效
上腹痛	28	16	10	2
上腹胀	17	6	8	3
嗳气	24	13	3	8
吞酸	16	12	1	3
嘈杂	10	8	2	—
大便隐血	6	6	—	（其中2例治疗过程中又复发出血）

（3）慢性结肠炎主要症状变化情况

症状＼对照	治疗前（例）			治疗后（例）		
	2~3次/天	3~4次/天	5次以上/天	正常（或消失）	1~2次/天（或好转）	无效
大便溏薄	9	6	5	11	7	2
夹有黏液	15			10	2	3
肠鸣腹痛	20			9	9	2

（4）总疗效

疾病＼疗效	总例数	显效（包括临床治愈）	好转	无效
胃病	53	10	37	6
肠病	20	11	7	2
合计	73	21	44	8

疗效评定标准：显效（包括临床治愈）指症状完全消失或主要症状消失者。好转指主要症状消失一项，次要症状消失或大便次数减半以上者。无效指主要症状及次要症状无明显改变者。

胃病主要症状：上腹痛、上腹胀、大便隐血阳性；次要症状：嗳气、吞酸、嘈杂、食欲不振。

肠炎主要症状：大便稀薄、夹有黏液、次数增多；次要症状：肠鸣、腹痛。

2. 治疗前后检查对照情况：73例胃肠疾病患者中，经胃窥镜、X线钡剂胃肠透视、直肠窥镜检查，具有治病前后对照资料者共33例，其中胃窥镜检查11例，X线钡剂胃肠检查21例，直肠窥镜1例。

（1）直肠、乙状肠镜检查情况：一例乙状结肠镜诊为溃疡性结肠炎，11个月后复查肠黏膜轻度充血，未见溃疡，摘除直肠息肉一个，至今已完全正常，参加劳动生产。

（2）X线钡剂检查情况

病　名	治疗前（例）	治疗后（例）			
		消失	好转	无改变	恶变
慢性胃炎（肥厚性）	2	1	1	—	—
胃窦炎	4	2	—	1	1
胃小弯溃疡	2	—	—	2	—
十二指肠球部溃疡	7	3	1	3	
胃下垂	1	—	—	1	—
慢性结肠炎	5	3	—	2	—
合计	21	9	2	9	1

说明：X线钡剂胃肠检查，绝大部分均由同一医疗单位放射科进行复查。

（3）胃窥镜检查情况：本组病例具有胃窥镜前后对照检查共 11 例，病理切片均系慢性萎缩性胃炎改变，其中单纯萎缩性胃炎 3 例，萎缩性胃炎合并肠腺化生 5 例，萎缩性胃炎合并肠腺化生、上皮间变 3 例。胃窥镜复查在中药治疗后 3～4 月 3 例，6 个月 6 例，1 年 2 例，1 年以上 1 例。复查病理报告有好转 5 例，其中满 6 个月以上 4 例，满 1 年以上 1 例。第一例慢性萎缩性胃炎尚存在，但肠腺化生、肠上皮间变消失。第二例慢性萎缩性胃炎、肠腺化生轻度间变，病理报告有好转。第三例胃窦部、胃体、胃底均为慢性萎缩性胃炎，复查报告提示胃窦部黏膜慢性炎。第四例慢性萎缩性胃窦炎，十二指肠球炎，肉眼观察好转，病理报告提示胃窦部尚有轻度萎缩性胃炎。第五例慢性萎缩性胃炎伴肠上皮化生，复查病理报告示"慢性胃窦炎"。其余 6 例无明显改变。从现有资料初步看来，临床疗效还比较满意；至于有的病理改变不明显，由于观察时间不长，尚有待于进一步摸索。

11 例胃窥镜检查前后对照如表：

病理报告	治疗前（例）	治疗后（例）		
		消失	好转	无效
慢性萎缩性胃炎	3	1	1	1
慢性萎缩性胃炎合并肠腺化生	5	1	—	4
慢性萎缩性胃炎合并肠腺化生及上皮间变	3	—	2	1
合计	11	2	3	6

注：本院在胃镜检查方面得到苏州医科大学附一院内科消化组大力支持，谨致谢忱。